ポケットブック

がん患者の
スキントラブル

予防ケアと発生後ケア

| 編集 |

祖父江正代

JA愛知厚生連江南厚生病院
がん看護専門看護師/皮膚・排泄ケア認定看護師

Gakken

皮膚障害の予防ケアと発生後ケアによる苦痛緩和のために

　がんの5年生存率および10年生存率はがん治療の進歩とともに上昇しつつあり，「がんは治る」あるいは「がんとともに生きる」時代へと移りつつあります．

　「がんとともに生きる」ためには，がん治療による合併症や有害事象とうまく付き合いながら生活していくことが必要となります．薬物（化学）療法では，手足症候群，末梢神経障害，ざ瘡様皮疹，味覚障害などにより日常生活のなかで工夫が必要となる有害事象が，放射線療法では，放射線皮膚炎や口腔粘膜炎など痛みと苦痛を伴う有害反応がみられます．

　これらの有害事象による症状を予防あるいは緩和するとともに，有害事象を抱えながらもいままでの日常生活をできるだけ維持できるよう支援することが求められます．

　また，「がんは治る」時代になってきたとはいえ，進行がんでがん治療が困難となり，痛みや呼吸困難，全身倦怠感，腹部膨満感などがんの進行による身体症状を抱えながら，1日1日を精一杯生きておられる方もたくさんいます．そして，新たな症状の出現や増強，ADLの低下等によって死を意識したり，自分の存在価値を失って生きていることさえつらくなってしまっ

たりする（スピリチュアルペイン）こともあります．そのため，私たち看護職のケア方法によって患者に苦痛を与えてしまったり，増強させてしまったりしないようケアの工夫が求められます．

今回，がん治療期から終末期に起こりうる苦痛のなかでも，皮膚障害（症状）に焦点を当て，予防ケアから発生後のアセスメントとケアについて，その専門家の方々にご紹介いただきました．患者にとっては皮膚障害も一つの身体症状であり，発生することでトータルペインの増強にもつながります．私たち看護職にできることは，皮膚障害予防ケアの知識とスキルをもち，皮膚障害の予防に努めるとともに，皮膚障害が発生した場合には，適切な管理を行い，新たな身体的苦痛や精神的苦痛をつくらない，増強させないことと考えます．

本書が，皮膚障害の予防ケアや発生後ケアの知識とスキルの習得，看護実践への活用につながり，がん患者の苦痛の緩和にもつながることを期待したいと思います．

最後に，本書にご執筆いただきました各先生，編集にご協力いただきました方々に深く感謝いたします．

2025年1月

祖父江正代

目次

Part 1 手術を受ける患者のスキンケア

12 手術中に発生する褥瘡の予防とケア
／吉村美音

30 手術後に発生する褥瘡の予防とケア
／志村知子

46 MDRPU（医療関連機器褥瘡）の
予防とケア
／志村知子

58 離開創のアセスメントとケア
／渡邉光子

78 スキン-テアの予防とケア
／吉村美音

**がん薬物療法を受ける患者の
スキンケア**

**102 手足症候群・皮膚乾燥の
アセスメントとケア**
／長崎礼子

120 ざ瘡様皮疹のアセスメントとケア
／根上リサ

136 爪囲炎のアセスメントとケア
／市川智里

**148 GVHD（移植片対宿主病）の
アセスメントとケア**
／久保美千代

168 ストーマ周囲の皮膚障害の予防とケア
／山田陽子

目次

Part 3 がん放射線治療を受ける患者のスキンケア

190 放射線皮膚炎の予防とケア
／祖父江正代

212 ストーマ周囲の皮膚障害の予防とケア
／松浦信子

232 動注化学放射線療法における
口腔粘膜炎の重症化予防とケア
／水谷晴美・加藤佑奈

がん終末期患者のスキンケア

252 スキン-テアの予防とケア
／加瀬昌子

274 褥瘡の予防とケア
／祖父江正代

292 IAD（失禁関連皮膚炎）の予防とケア
／高木良重

308 がん性皮膚潰瘍のアセスメントとケア
／祖父江正代・西村桃子

328 瘻孔のアセスメントとケア
／杉本はるみ

352 浮腫とリンパ漏のアセスメントとケア
／瀬戸牧子

370 MDRPU（医療関連機器褥瘡）の予防とケア
／高木良重

● 編集

祖父江 正代
JA愛知厚生連江南厚生病院 医療の質管理部
がん看護専門看護師/皮膚・排泄ケア認定看護師

● 執筆（掲載順）

吉村 美音
東京医科大学病院 看護部 手術看護認定看護師

志村 知子
医療法人幸優会 訪問看護ステーションPono
急性・重症患者看護専門看護師/皮膚・排泄ケア特定認定看護師

渡邉 光子
独立行政法人労働者健康安全機構関西労災病院 看護部
皮膚・排泄ケア特定認定看護師

長崎 礼子
公益財団法人がん研究会有明病院 看護部
がん化学療法看護認定看護師

根上 リサ
静岡県立静岡がんセンター認定看護師教育課程
がん薬物療法看護分野 主任教員

市川 智里
国立がん研究センター東病院 がん看護専門看護師

久保 美千代
愛媛県立中央病院 皮膚・排泄ケア認定看護師

山田 陽子
産業医科大学病院 皮膚・排泄ケア認定看護師

祖父江 正代
前掲

松浦 信子
公益財団法人がん研究会有明病院
トータルケアセンター 患者・家族支援部 WOCナース

水谷 晴美
JA愛知厚生連江南厚生病院 歯科口腔外科 歯科衛生士

加藤 佑奈
JA愛知厚生連江南厚生病院 歯科口腔外科 歯科衛生士

加瀬 昌子
地方独立行政法人総合病院 国保旭中央病院
皮膚・排泄ケア特定認定看護師

高木 良重
福岡大学医学部看護学科 講師
がん看護専門看護師/皮膚・排泄ケア認定看護師

西村 桃子
JA愛知厚生連江南厚生病院 緩和ケア病棟 看護師

杉本 はるみ
社会医療法人仁友会南松山病院 褥瘡管理室主任
皮膚・排泄ケア特定認定看護師

瀬戸 牧子
北里大学病院
乳がん看護認定看護師/リンパ浮腫指導技能者

※本書は, 『月刊ナーシング』2022年4月増刊号(Vol.42 No.5)を再編集したものです.

編集協力：重森 献(Crivelli)
カバー・本文デザイン：早瀬衣里子
本文イラスト：キヨムラ, 日本グラフィックス

Part 1

手術を受ける患者の
スキンケア

手術中に発生する褥瘡の予防とケア

手術後に発生する褥瘡の予防とケア

MDRPU（医療関連機器褥瘡）の予防とケア

離開創のアセスメントとケア

スキン-テアの予防とケア

手術を受ける患者のスキンケア❶

手術中に発生する褥瘡の予防とケア

手術中に褥瘡が発生した事例

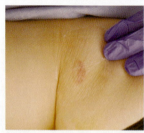
術直後

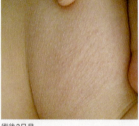
術後2日目

患者：Aさん，50代，女性．乳がん
術式：乳腺悪性腫瘍手術，組織拡張器挿入（手術時間：2時間58分）
体位：仰臥位，坐位
BMI：17.98（155.5cm，43.2kg）
術前の状態：薬物療法が実施されていた．
術中の状態：仰臥位時に手術台を左下にローテーションする操作があった．また，乳房再建時には適宜，坐位にした．
術後の状態：発汗なし，最終中枢温37.3℃．
褥瘡の状態：右臀部にカテゴリ／ステージⅠの褥瘡が発生した．
術後の経過：発赤は悪化することなく，術後2日目で消退したため治癒とした．

Aさんへの具体的な予防ケアは，p.27〜29で紹介します

手術室褥瘡とは

1. NPUAP/EPUAP分類での重症度

　手術室褥瘡（IAPI/IAPU）は急性期褥瘡とされます．急性期褥瘡とは，壊死のない，できたばかりの消退しない発赤，硬結などを伴う褥瘡のことです（慢性期褥瘡は，壊死のある数週間経過した褥瘡のことをいいます）．

　手術室で発生する褥瘡は，NPUAP/EPUAPによる褥瘡の分類で「消退しない発赤」（カテゴリ／ステージⅠ）や水疱や表皮剥離の「真皮までの部分欠損」（カテゴリ／ステージⅡ）がほとんどで，全層の皮膚・組織欠損に至ることはほとんどありません．

　しかし，指押し法やガラス板を用いて圧迫しても発赤が消退しない，二重発赤を認め，発赤の下層に圧痛と硬結を触知する深部損傷褥瘡（DTI）などを起こしていることもあります．DTIは手術室で比較的発生しやすいとされており，超音波検査での診断が有効とされています．

　手術室褥瘡は，術前には何もない健常な皮膚に術後には褥瘡ができるという「医原性」の皮膚障害であり，回避しなければならないものです．

IAPI（IAPU）　intra-operatively acquired pressure injury / ulcer，手術室褥瘡
DTI　deep tissue injury，深部損傷褥瘡
NPUAP　National Pressure Ulcer Advisory Panel　米国褥瘡諮問委員会
EPUAP　European Pressure Ulcer Advisory Panel　ヨーロッパ褥瘡諮問委員会

2. 手術室の特殊性

　手術室では，手術の安全で円滑な進行が最優先されます．また，手術部位感染（SSI）などの周術期合併症を最小限にするための処置が優先されます．

　本来，手術室褥瘡も周術期合併症に含まれますが，手術室における褥瘡対策は優先度が低いのが現状です．たとえば，患者の身体が不安定になるため，病棟での褥瘡対策の要であるエアマットレスが使用できない，2時間ごとの体位変換ができないなど，手術室特有の制限が多くあります．

　手術室での褥瘡対策の基本は病棟と同様，体圧分散です．しかし，各体位・術式に合わせた対応が必要とされるので，一元的な褥瘡対策の導入が難しいという現状があります．さらに，各患者によって必要な対策が少しずつ違ってくるため，患者ごとにケアを考えることになります．

　一方で，手術室褥瘡が発生しやすい体位・術式があるため，これらの発生率の高い体位・術式に焦点をあてて対策を講じることが可能となります．このように手術室で発生する褥瘡は，病棟での褥瘡発生と要因が異なり褥瘡対策も特殊なものとなります．

体圧分散が褥瘡対策の基本ですが，手術室の場合は体位や術式に合わせた対策が必要となります

SSI
surgical site infection
手術部位感染

手術を受けるがん患者とは

手術・全身麻酔は，身体への侵襲が大きな医療行為です．したがって，手術を受ける患者は比較的全身状態が良好な患者です．がん患者でも全身麻酔で手術を受けることができるということは，全身状態が比較的良好な患者ということです．

1989年にケネディ潰瘍（KTU）という「死期に関連する防ぎきれない褥瘡」という概念が報告されました．手術室で発生する褥瘡は，いわゆる"終末期の防ぎきれない褥瘡"とは異なり，がん患者であってもがん患者以外と同様で，適切なアセスメントと対策の実施によって手術室褥瘡の予防が可能です．

以下，手術室褥瘡の予防ケアなどについて紹介します．

> 手術室で発生する褥瘡は「終末期の防ぎきれない褥瘡」とは異なり，がん患者であっても適切なアセスメントと対策を実施すれば予防が可能です

KTU
Kennedy terminal ulcer
ケネディ潰瘍
圧迫やずれ力に加えて，終末期の低循環，低酸素，多臓器不全による皮膚の血流不全に伴って起きる皮膚の脆弱性に起因する防ぎきれない褥瘡のこと

Memo

> **Step 1** 手術室褥瘡の発生要因・状況を把握しよう

1. 一般的な褥瘡発生要因4項目

　①体圧，②ずれ，③摩擦，④microclimate（皮膚局所の温度と湿度）の4項目が褥瘡発生要因です．

　4項目のなかで，最も重要な褥瘡発生要因は体圧です．身体に加わった外力が軟部組織の細胞死を引き起こしたり[1]，軟部組織内の血管が閉塞するため阻血となって，組織が壊

図1 長時間手術時の特殊体位

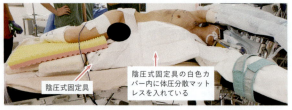

❶側臥位
陰圧式固定具（マジックベッド）と体圧分散マットレス（ソフトナース®イエローピンク），下側の上肢は上肢台，上側の上肢は若杉氏上肢台に乗せて固定する．陰圧式固定具は，陰圧で吸引するとバッグ内のビーズが硬く固まることで，強固な体位固定ができる．しかし，直接，身体に接するとMDRPU（医療関連機器褥瘡）が発生することがあるため，ソフトナース®やゲル状マットなどの体圧分散用具と組み合わせて使用する

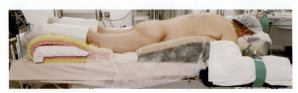

❷腹臥位
顔面は頭部用体位固定具（ProneView®），体幹は体幹固定具（ピュアフィックス），下肢はソフトナース®イエローピンク，上肢はソフトナース®ピンクで支持している．上肢は上肢台に乗せて固定している

死するなどのメカニズムで褥瘡が発生します.

　従来は「組織が虚血になることで褥瘡が発生する」とされてきましたが,近年,新たな褥瘡発生のメカニズムとして,「細胞が変形すると壊死に陥る」という報告がありました[2].そして,このずれ力は褥瘡を重症化さるため注意が必要です.

　Microclimateは「微小環境」「寝床内環境」と訳されています.過度な加温で高体温になったり,環境(寝床内)の温度や湿度が上昇すると,マットレスと身体が接している部分の皮膚温が上昇したり発汗が起こります.そこに外力が負荷され虚血となっているので褥瘡が発生しやすくなります.

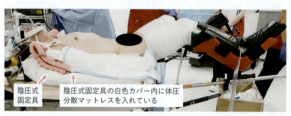

❸砕石位
体幹はマジックベッドとソフトナース®イエローピンク,肩部にはソフトナース®ピンクを追加で挿入し,下肢は両支脚器(レビテーター)で支持している

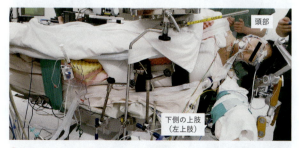

❹左下パークベンチ体位
側臥位の特殊体位.頭部は3点ピンで固定している.下側の上肢はパークベンチ用の上肢台に乗せている.頭部と下側の上肢は手術台の外側で支持している

2. 褥瘡発生4項目が発生する状況

長時間の手術，特殊体位，手術台の頭高位・頭低位・手術台を傾ける（ローテーション），皮膚の浸軟，高体温で褥瘡が発生しやすくなります．

体圧によって褥瘡が発生するのは，長時間手術のときや高体圧が負荷される側臥位，腹臥位，砕石位，パークベンチ体位などの特殊体位（図1）で手術が行われるときです．ずれ・摩擦は，手術台をローテーションしたときや頭高位や頭低位にしたときに発生します（図2）．

術中は，低体温予防のために温風式加温装置などで積極的加温を行います．体圧が負荷されている部位では虚血となっているため，過度な加温によって高体温になったり，発汗したときにはmicroclimateが関連した褥瘡が起こりやすくなります．

また，たとえば腹部手術の場合は，消毒液や血液，洗

図2 ずれ・摩擦が発生しやすい体位

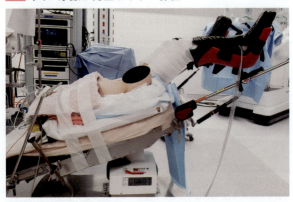

砕石位でのロボット支援下手術時で行われる頭低位，30°まで手術台の頭側を下げている

浄液が手術台と接している背部に垂れ込み，皮膚が浸軟することでも褥瘡は起こりやすくなります．皮膚が浸軟すると皮膚が脆弱になり，外力によって損傷を受けやすくなります．

3. 手術室での褥瘡発生要因

　手術室での褥瘡発生要因は各体位・術式によって異なるため，体位・術式ごとに対策を行う必要があります．また，手術を受ける患者は，「手術」自体が褥瘡発生要因となるため，「状況・操作要因は，他の要因（環境要因，身体要因）より優先的に検討されるべきであり，他の2つのリスク要因の上位要因である」[3]とされています．

　したがって，発生要因を患者要因，手術関連要因，ケア要因の3つに分類してアセスメントすると適切な対策を実施することができます．

①**患者要因**：体重，BMI，年齢，骨突出，糖尿病，低アルブミン値，ブレーデンスケールスコア低値，ASA PS分類高値またはNYHA分類重症度

②**手術関連要因**：手術時間，麻酔時間，手術体位，拡張期血圧（50mmHg未満）の総時間，術中の最小拡張期血圧，血液製剤の使用，体圧高値，低体温，高体温，発汗，マットレス，手術台のローテーション・頭高位・頭低位

③**ケア要因**：ドレッシング，体位固定法，体温管理システム

　これらの要因を，手術室看護師が介入可能か不可能かで対策法を検討します．

ASA PS分類　米国麻酔学会術前状態分類
NYHA　New York Heart Association分類

Step 2 患者・術中体位・手術室での褥瘡予防の特徴を知っておこう

1. がん手術を受ける患者の特徴

術前の薬物療法や放射線治療の細胞障害によって，表皮の保護能力や再生能力が低下するため皮膚が脆弱になっています．

また，術後に薬物療法や放射線治療が予定されている場合は，術中に発生した褥瘡によって治療が始められないこともあるため，手術室褥瘡を発生させないことが重要となります．

褥瘡によって薬物療法や放射線治療が開始できなくなることもあるので，手術室褥瘡の予防が重要です

2. がんの手術で用いられる体位とその特徴

消化器外科，婦人科，泌尿器科，呼吸器外科での肺切除術は，基本的には腹腔鏡・胸腔鏡手術で行われます．そして，術式によってさまざまな体位がとられます（表1）．

たとえば，腹腔鏡手術では手術台のローテーション，頭低位，頭高位にします．これは，患者の身体を傾けることで腹腔内臓器を移動させ，術野の視野を確保して手術操作を行いやすくするためです．結腸・直腸や前立腺，子宮などの手術では頭低位がとられ，膵臓では頭高位にしています．

このときに身体が手術台から落下しないように陰圧式固定具で強固に体位固定をしています（図2）．陰圧式固定具は側臥位やパークベンチ体位の固定でも使われています（図1-❶❹）．

3. 手術室での褥瘡予防法の特徴

術中は体位固定を調整することは不可能です．したがって手術室では，患者入室前の手術台の準備時と体位固定時に褥瘡対策を実施しなければなりません．術中は，褥瘡発生要因であっても，介入することで手術進行を妨げてはなりません．

たとえば，術中の体位変換は不可能なため，体位固定時の置き直し，術中に用手的除圧を行うときは，執刀医にタイミングを確認をしてから行います．全身的な対策である体圧分散用具の使用や体位固定の工夫，局所的な対策であるドレッシングの貼付，置き直し／用手的除圧（図3）を組み合わるバンドルケアで，患者要因・手術関連要因をアセスメントして褥瘡対策を検討します．

医療関連機器褥瘡（MDRPU）やテープテア予防に関しても同様です．たとえば，気管チューブや末梢静脈ライン・動脈ラインの固定，さまざまなモニターの装着やカテーテルの留置，術野の清潔を保つためのドレープの貼付など，手術を安全・円滑に行うため強固に固定・貼付できることが求められます．

MDRPU
medical device-related pressure ulcers
医療関連機器褥瘡

表1 がん手術における主な疾患・術式別の体位とその特徴

診療科	疾患	術式	
消化器外科	食道がん	食道切除術	
	胃がん	胃切除術	
	膵がん	膵頭十二指腸切除術 膵体尾部切除	
	肝がん	肝切除術	
	結腸・直腸がん	結腸切除術 低位前方切除術 骨盤内臓器全摘術	
呼吸器外科	肺がん	肺区域，部分切除	
	甲状腺がん	甲状腺全摘術，亜全摘術	
泌尿器科	腎がん	腎悪性腫瘍手術	
	膀胱がん	膀胱全摘術，回腸導管	
	前立腺がん	前立腺摘出術	
婦人科	子宮頸がん 子宮体がん 卵巣がん	単純子宮全摘術 広汎子宮全摘術	
乳腺外科 形成外科	乳がん	乳房切除術	
	乳がん（再建あり）	乳房切除術＋組織拡張器挿入	
脳神経外科	脳腫瘍	腫瘍摘出術	
整形外科	脊髄腫瘍	腫瘍摘出術 脊椎固定術 椎弓切除術	
耳鼻咽喉科 口腔外科 形成外科	咽頭がん 喉頭がん 舌がん 口腔がん	咽頭喉頭頸部食道摘出術 喉頭全摘術 舌半切～全摘術 口腔底手術など	
形成外科 皮膚科	基底細胞がん 悪性黒色腫　など	皮膚悪性腫瘍切除術 再建術，皮弁術	

体位	特徴
腹臥位→仰臥位 側臥位→開脚位	・体位変換あり ・ロボット支援下手術時は腹臥位→開脚位
開脚位	・開腹手術時は仰臥位
開脚位	・頭高位 ・ロボット支援下手術時は砕石位 ・開腹手術時は仰臥位
左側臥位または開脚位	・開腹手術時は仰臥位
砕石位	・頭低位 ・ロボット支援下手術時も砕石位 ・開腹での上行結腸の手術時は仰臥位
側臥位	・胸骨正中切開を行うときは仰臥位
半坐位	・術前にギャッチアップし,頭部を後屈する
腎体位	・側臥位の特殊体位 ・腰部で手術台を折る
砕石位→仰臥位	・頭低位 ・体位変換あり
砕石位,仰臥位	・頭低位 ・ロボット支援下手術
砕石位	・頭低位 ・ロボット支援下手術も行われる ・広汎子宮全摘術は開腹手術が行われる
仰臥位	
仰臥位,適宜,坐位	・坐位になり乳房の形を確認する
仰臥位,腹臥位,パークベンチ体位	・頭部は3点ピン固定 ・腹臥位時は体幹はクッションで支持
腹臥位	・4点フレーム,アレンテーブル,ジャクソンテーブルを使用
仰臥位	・形成外科での顕微鏡下再建手術を同時に行うため,長時間手術となる
仰臥位,側臥位,腹臥位,砕石位	・部位によって体位が異なる

図3 仙骨部の用手的除圧

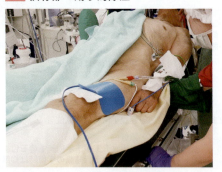

術前の体位の調整が終了した後に行っている

Step 3 手術室褥瘡のリスクを評価しよう

1. 褥瘡ハイリスク患者ケア加算

　周術期に関する項目として9項目中,「麻薬等の鎮痛・鎮静剤の持続的な使用が必要であるもの」「6時間以上の全身麻酔下による手術」「特殊体位による手術」「皮膚に密着させる医療関連機器の長期かつ持続的な使用が必要であるもの」の4項目に対して適切な予防策を行うことが求められています[4].

2. OHスケール

　褥瘡発生危険因子に病的骨突出が含まれています[5]. 骨突出部位では, 圧力によって骨突出上の軟部組織で大きなずれが発生します[6].

　手術室における褥瘡発生危険要因を検討したスケールで

はなく，集中治療ケアや一般病棟で使用するスケールですが，周術期を通した褥瘡予防のために術中も確認しておくことが重要です．

Step 4 適切にドレッシングを使用して褥瘡を予防しよう

わが国ではドレッシングはフィルムが広く使われていますが，フィルムは摩擦予防の効果のみで，体圧，ずれ，microclimateの予防効果はありません．フィルムは半透過性のため，発汗が多い症例や皮膚が脆弱な患者では粘着部にかぶれを起こすことがあるため注意が必要です[8]．また，フィルムの辺縁が引っ張られて表皮剥離や水疱などの二次損傷が生じたり，剥離刺激があることも問題です．

一方，多層性シリコンフォームドレッシングに使われているシリコンテープは，角質の剥離が少ないため剥がす際の痛みが軽減できます（図4）．

図4 多層性シリコンフォームドレッシング

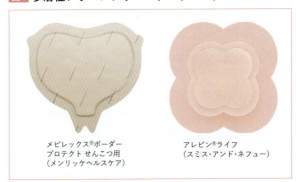

メピレックス®ボーダー
プロテクト せんこつ用
（メンリッケヘルスケア）

アレビン®ライフ
（スミス・アンド・ネフュー）

わが国では褥瘡予防のためのドレッシングのコストは病院の負担になるため，導入が難しいという現状があります．しかし，「多層性シリコンフォームドレッシングは褥瘡予防に有効」というエビデンスが多くあります．さらに，「褥瘡が発生したときの治療費よりも予防費用のほうが安い」というエビデンスも報告されています[9]．したがって，褥瘡ハイリスク患者ケア加算を活用し，患者要因や手術関連要因をアセスメントして適切にドレッシングを使うことが重要です．

ドレッシングは，体圧分散マットレスでは対策が難しい，身体の局所に発生するずれ力を逃がすのに効果的です．褥瘡発生要因4項目のなかで，最も重要な要因は体圧です．したがって，体圧分散マットレスでの体圧への対策は必須であり，ドレッシングは必ず体圧分散マットレスと組み合わせて使用しましょう．

Memo

| 事例 | 仰臥位，坐位での手術で
褥瘡が発生した乳がん患者 |

冒頭で紹介したAさんへの予防ケアを紹介します．

1. 褥瘡予防の実際

❶術前

モニター装着時には，術前の薬物療法による皮膚障害や神経障害による手指・足趾のしびれ，爪の変形の有無などを確認して，損傷・障害のない部位を選択してモニターを装着し，末梢静脈ラインやカテーテルを留置しました．

体圧分散用具には全身用の体圧分散マットレス（ソフトナース® イエローピンク）を手術台付属のマットレスの上に敷き，下肢にはソフトナース® イエローピンクを全身用ソフトナース® イエローピンクの下に挿入しました．

身体の位置を足側にずらす（術中，坐位になるため手術台が折れる箇所に股関節部を合わせる）ときは，人員を確保して患者の身体を引きずらないように，しっかりと持ち上げて体位を調整しました．体位調整後には，仙骨部と踵部の置き直しを行いました．

末梢静脈ラインや心電図のリード線やクリップ部，血圧計のマンシェットやエアチューブ，フットポンプのコネクト部分や接続チューブなどで圧迫されていないか確認しました．

❷術中

仰臥位から坐位になったときに，手術操作に支障がないタイミングで仙骨部と踵部の用手的除圧を行いました．

体温管理は，中枢温の推移をみながら，正常体温を維持できるように温風式加温装置の設定温度を麻酔科医と検討しました．

❸術後

術野にかけているドレープのテープや対極板，挿管チューブのテープを剥がすときなどは愛護的に剥がしました．また，必要時，剥離剤を用いて剥がしました．

手術台から病棟のベッドに移動するときは十分な人員を確保し，ベッド柵などに身体がぶつからないように注意をして移乗ボードを用いて行いました．

2．褥瘡発生要因と予防法の検討

仰臥位時に手術台のローテーションを行った際に，仙骨部にずれ力が生じて褥瘡が発生したと考えられます．発生部位は右臀部ですが，術中は仙骨で圧迫されていたと考えられます．

これは，手術台のローテーションを行った際に生じたずれ力によって皮膚がずれたり，よれていたと考えられます．手術台のローテーションを解除すると皮膚が元の位置に戻り，結果的に右臀部に発赤が発生したと考えられます．仰臥位から坐位になったときだけでなく，手術台のローテーションを行った際にも術者に許可を得て仙骨部の用手的除圧の実施も必要と考えられます．

ドレッシングの貼付は，BMI 17.89とやせだったこと，術中に仰臥位から坐位へ手術台のギャッチアップと手術台のローテーションも行われたことから，仙骨部にドレッシングを貼付することも必要だったと考えられます．

がんの手術を受ける患者は，全身麻酔で手術を受けることができる比較的健康状態が良好な患者です．したがって，術前の薬物療法や放射線治療の細胞障害によって皮膚が脆弱になっていますが，がん患者であっても手術室褥瘡を予防することが可能です．

術後に放射線治療が予定されている場合，褥瘡が発生すると治療が行えないこともあります．したがって，術中の褥瘡予防がきわめて重要になります．術中に発生した褥瘡が原因で，術後の治療の開始が遅れる，手術室褥瘡による新たな苦痛を与えることは避けなければなりません．術前，術後の治療をふまえて術中のケアを考える，周術期を通したケアを提供する必要があります．

引用・参考文献

1) Shoham N, et al: A multiscale modeling framework for studying the mechanobiology of sarcopenic obesity. Biomech Model Mechanobiol, 16(1): 275-295, 2017.

2) Slomka N, et al: Relationship between strain levels and permeability of the plasma membrane in statically stretched myoblasts. Ann Biomed Eng, 40(3): 606-618, 2012.

3) 田中マキ子：手術患者のポジショニング. p.7-11, 中山書店, 2007.

4) 日本褥瘡学会編：平成18年度(2006年度)診療報酬改定褥瘡関連項目に関する指針. p.42-43, 照林社, 2006.

5) 大浦武彦, 堀田由浩：日本人の褥瘡危険要因「OHスケール」による褥瘡予防. 第2版, p.38-39, 日総研出版, 2007.

6) Wounds International. International review. Pressure ulcer prevention: pressure shear, friction and Microclimate in context. A consensus document. Wounds International, 2010.

7) Van Leen M, et al: Pressure relief with visco-elastic foam or with combined static air overlay? A prospective, crossover randomized clinical trial in a dutch nursing home. Wounds, 25(10): 287-292, 2013.

8) 溝上祐子：ドレッシング材・薬剤の知識①——ドレッシング材の知識. 創傷ケアの基礎知識と実践, p.38-49, メディカ出版, 2011.

9) Santamaria N, et al: The cost-benefit of using soft silicone multilayered foam dressings to prevent sacral and heel pressure ulcers in trauma and critically ill patients; a within-trial analysis of the Border Trial. Int Wound J, 12(3): 344-350, 2015.

(吉村美音)

手術を受ける患者のスキンケア❷

手術後に発生する褥瘡の予防とケア

手術後に褥瘡が発生した事例

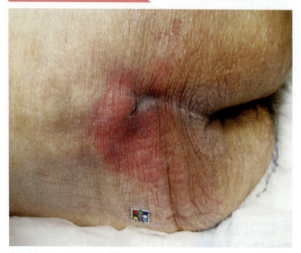

患者：Bさん，70代，女性．直腸がん
BMI：17.67（156cm，43kg）
術前血液データ：TP 5.1g/dL，Alb 3.1g/dL，Hb 9.8g/dL
術式：腹腔鏡下直腸切断術・ストーマ造設術施行（手術時間：6時間10分）
術後の経過

　術後ICUに入室した．状態は安定しており，翌日，一般外科病棟に転棟，転棟後3日目（術後4日目）に仙骨部にNPUAP分類「ステージⅠ」の褥瘡が発見された．術前から永久ストーマを造設することに対する戸惑いと不安を口にしており，術後は頻繁に創部痛を訴え，離床が進まなかった．

手術後に発生する褥瘡とは

術中・術後の患者には，褥瘡などの皮膚障害が発生しやすいという特徴があります．褥瘡の重症度は深さ（深達度）によって分類され，代表的なものが，NPUAP（米国褥瘡諮問委員会）が提唱する褥瘡深達度評価システムです．

●NPUAP分類(2007年改訂版)

DTI疑い　圧力および/またはせん断力によって生じる皮下軟部組織の損傷に起因する，限局性の紫色または栗色の皮膚変色，または血疱

ステージⅠ　通常骨突出部位に限局する消退しない発赤を伴う．損傷のない皮膚．暗色部位の明白な消退は起こらず，その色は周囲の皮膚と異なることがある

ステージⅡ　スラフを伴わない，赤色または薄赤色の創底をもつ，浅い開放潰瘍として現れる真皮の部分欠損．破れていないまたは開放した/破裂した血清で満たされた水疱として現れることがある

ステージⅢ　全層組織欠損．皮下脂肪は確認できるが，骨，腱，筋肉は露出していないことがある．スラフが存在することがあるが，組織欠損の深度がわからなくなるほどではない．ポケットや瘻孔が存在することがある

ステージⅣ　骨，腱，筋肉の露出を伴う全層組織欠損．黄色または黒色壊死が創底に存在することがある．ポケットや瘻孔を伴うことが多い

判定不能　創底で潰瘍の底面がスラフ（黄色，黄褐色，灰色，または茶色）および/またはエスカー（黄褐色，茶色，または黒色）で覆われている全層組織欠損

NPUAP　National Pressure Ulcer Advisory Panel，米国褥瘡諮問委員会

発生事例と予防事例, 何が違うの

　Bさんは直腸がんの術後4日目に, 仙骨部にステージⅠの褥瘡が発生しました. 術後の患者にどうしてこのような褥瘡が発生するのでしょうか.

　患者の身体がマットレスやポジショニングクッションなどに接する部位には, 外部から身体内に作用する力が加わります. この力を「外力」といいます. 身体に加わった外力は, 皮膚組織を圧迫することによってその部位の血流を低下させたり停止させたりします. この状態を「阻血」といいます.

　阻血が生じると, 皮膚組織に酸素や栄養素が供給されず, やがて組織細胞が壊死します. 褥瘡は阻血性障害が一定期間持続することによって発生する皮膚障害であり, 好発部位は仙骨部や尾骨部, 大転子部など患者の身体がマットレスと接し, 骨が突出した部位です.

　健康な人であれば, 身体に外力が加わることによって阻血が生じると, その部位に痛みやしびれなどの感覚が生じ, 無意識に寝返りを繰り返すことによって皮膚の血流を維持することができます. しかし, 麻酔覚醒直後の患者や術後の痛みによって活動性が低下している患者の場合, 自身で身体を動かすことが難しく, 身体の同一部位に阻血性障害が生じやすくなります.

　以下, 手術後の褥瘡発生の予防ケアなどについて紹介します.

褥瘡は個体要因と環境・ケア要因が複雑に絡み合って発生するため, 病期, 褥瘡リスク因子をアセスメントしましょう

Step 1　手術後の褥瘡発生のリスクを確認しよう

褥瘡発生の危険因子には，患者がもつ個体要因と患者周囲の環境・ケア要因の2つがあり（図1），この2つの要因が複雑に絡みあって褥瘡が発生します．患者の身体的特徴や，術前のADL，栄養状態などに加え，術後に予測されるADL制限などを考慮して患者の褥瘡発生リスクをアセスメントし，褥瘡予防ケアにつなげる必要があります．

BさんはBMI 17.67と痩せ型で，術前の血液データでは低栄養を認めていました．また，仙骨に骨突出を認めます．これらはすべて褥瘡発生のリスク因子です．Bさんの術後の回復過程が遅延すれば，褥瘡の発生リスクは高まると考えられます．

図1 褥瘡発生の概念図

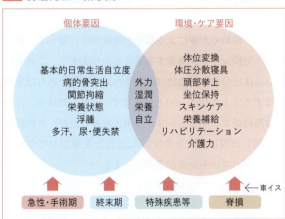

日本褥瘡学会学術教育委員会：褥瘡発生要因の抽出とその評価. 褥瘡会誌, 5：139, 2003. より引用

Step 2 手術後の褥瘡を予防するために 必要な物品を準備しよう

手術後のBさんを迎えるにあたり，まずは術後ベッドを準備する必要があります．術後ベッドは術後に予測される患者の状態に合わせて準備します．

たとえばBさんのように，手術に6時間以上を要する場合，あるいは術後しばらく鎮痛薬が必要であったり，一定期間の安静が必要となる場合は，体圧分散性能の高い高機能エアマットレスを選択します（図2）．

麻酔から完全に覚醒し，痛みのコントロールが適切に行われ，BさんのADLが拡大した際には，マットレスの過剰な沈み込みが活動性を妨げないように体圧分散性能と適度な反発力を兼ね備えたウレタンフォームマットレス（図3）などを選択します．

前者は圧切替型マットレス，後者は静止型マットレスです．

また，麻酔の影響による嘔吐や術後出血に備えて，防水シーツや横シーツを準備する場合もありますが，これらの用品は体圧分散性能の妨げになるため，可能であれば早期にはずすことが望ましいといえます．Bさんの場合，ICUでは高機能エアマットレスが使用されましたが，外科病棟に転棟した際には，その後のADL拡大を想定してウレタンフォームマットレスが選択されました．

図2 圧切替型マットレス

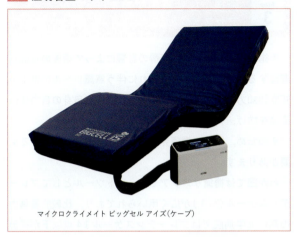

マイクロクライメイト ビッグセル アイズ(ケープ)

図3 静止型マットレス

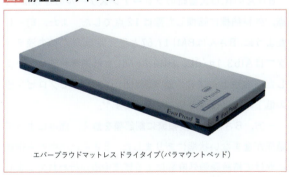

エバープラウドマットレス ドライタイプ(パラマウントベッド)

Step 3　術後になぜ褥瘡が発生したのか　アセスメントしよう

　手術を受けた患者は，麻酔の影響によって術後の覚醒が遅延する場合があります．それに伴う意識レベルの低下と知覚認知力の低下，活動性の低下は，患者自身の自力体位変換を妨げ，褥瘡発生の要因となります．

　そのため，術後の褥瘡発生リスクをアセスメントする必要があります．

　わが国では褥瘡リスクアセスメントツールとしてブレーデンスケール（図4）が広く用いられており，比較的看護力の高い大学病院ではブレーデンスケール14点以下が褥瘡発生の危険性が高いと判断されています[1]．

　BさんのICU入室時のブレーデンスケールの点数は11点，外科病棟に転棟した際は12点でした．また，前述したように，BさんはBMI 17.67と痩せ型で，術前の血液データではAlb 3.1 g/dL，Hb 9.8 g/dLと低栄養を認めていました．血性アルブミン値3.5 g/dL以下やヘモグロビン値の低下などは褥瘡のリスク因子です[2]．

　一方，Bさんは術後頻繁に創部痛を訴え，痛みによって離床が進まない状態にありました．Bさんは術中から術後にかけて持続硬膜外麻酔による鎮痛治療が行われていましたが，術後12時間で硬膜外カテーテルは抜去されました．その後は鎮痛薬の静脈内ボーラス投与による痛みのコントロールが行われていましたが，鎮痛薬の薬効が不十分である可能性が考えられます．

　また，Bさんが経験している術後疼痛は，手術を契機に

体験する身体的痛みだけでなく，入院生活によって生じる不安や，病状に対する悲しみなどのさまざまな感情によって発生します．

Bさんは術前にストーマ造設に関するオリエンテーションを受けていましたが，その際に「命と引き換えなら仕方がないと思うけれど，こんなのがおなかにつくなんてねぇ……」と，自身のボディイメージの変化に対する不安を口にしていました．このことが心理的に痛みの増強に影響を与えている可能性も考えられます．

Bさんの身体的状態や心理的状態を包括的にアセスメントしたうえで，問題解決に向けた看護介入を進める必要があります．

Memo

図4 ブレーデンスケール

患者氏名＿＿＿＿＿＿＿＿＿＿＿＿　　評価者氏名＿＿＿＿＿＿＿＿＿＿＿＿

知覚の認知	**1．全く知覚なし** 痛みに対する反応（うめく，避ける，つかむ等）なし．この反応は，意識レベルの低下や鎮静による．あるいは，体のおおよそ全面にわたり痛覚の障害がある	**2．重度の障害あり** 痛みのみに反応する．不快感を伝えるときには，うめくことや身の置き場なく動くことしかできない．あるいは，知覚障害があり体の1/2以上にわたり痛みや不快感の感じ方が完全ではない
湿潤	**1．常に湿っている** 皮膚は汗や尿などのために，ほとんどいつも湿っている．患者を移動したり，体位変換するごとに湿気が認められる	**2．たいてい湿っている** 皮膚はいつもではないが，しばしば湿っている．各勤務時間中に少なくとも1回は寝衣寝具を交換しなければならない
活動性	**1．臥床** 寝たきりの状態である	**2．座位可能** ほとんど，または全く歩けない．自分で体重を支えられなかったり，椅子や車椅子に座るときは，介助が必要であったりする
可動性	**1．全く体動なし** 介助なしでは，体幹または四肢を少しも動かさない	**2．非常に限られる** ときどき体幹または四肢を少し動かす．しかし，しばしば自力で動かしたり，または有効な（圧迫を除去するような）体動はしない
栄養状態	**1．不良** 決して全量摂取しない．めったに出された食事の1/3以上を食べない．蛋白質・乳製品は1日2皿（カップ）分以下の摂取である．水分摂取が不足している．消化態栄養剤（半消化態，経腸栄養剤）の補充はない．あるいは，絶食であったり，透明な流動食（お茶，ジュース等）なら摂取する．または，末梢点滴を5日以上続けている	**2．やや不良** めったに全量摂取しない．ふだんは出された食事の約1/2しか食べない．蛋白質・乳製品は1日3皿（カップ）分以下の摂取である．ときどき消化態栄養剤（半消化態，経腸栄養剤）を摂取することがある．あるいは，流動食や経腸栄養を受けているが，その量は1日必要摂取量以下である
摩擦とずれ	**1．問題あり** 移動のためには，中等度から最大限の介助を要する．シーツでこすれずに体を動かすことは不可能である．しばしば床上や椅子の上でずり落ち，全面介助で何度も元の位置に戻すことが必要となる．痙攣，拘縮，振戦は持続的に摩擦を引き起こす	**2．潜在的に問題あり** 弱々しく動く．または最小限の介助が必要である．移動時，皮膚はある程度シーツや椅子，抑制帯，補助具等にこすれている可能性がある．たいがいの時間は，椅子や床上で比較的よい体位を保つことができる

©Braden and Rergstrom. 1988
訳：真田弘美（東京大学大学院医学系研究科）/大岡みち子（North West Community Hospital, USA）

Part 1 手術を受ける患者のスキンケア

	評価年月日	/	/

3．軽度の障害あり 呼びかけに反応する．しかし，不快感や体位変換のニーズを伝えることが，いつもできるとは限らない．あるいは，いくぶん知覚障害があり，四肢の1，2本において痛みや不快感の感じ方が完全ではない部位がある	**4．障害なし** 呼びかけに反応する．知覚欠損はなく，痛みや不快感を訴えることができる		
3．ときどき湿っている 皮膚はときどき湿っている．定期的な交換以外に，1日1回程度，寝衣寝具を追加して交換する必要がある	**4．めったに湿っていない** 皮膚は通常乾燥している．定期的に寝衣寝具を交換すればよい		
3．ときどき歩行可能 介助の有無にかかわらず，日中ときどき歩くが，非常に短い距離に限られる．各勤務時間中に，ほとんどの時間を床上で過ごす	**4．歩行可能** 起きている間は少なくとも1日2回は部屋の外を歩く．そして，少なくとも2時間に1度は室内を歩く		
3．やや限られる 少しの動きではあるが，しばしば自力で体幹または四肢を動かす	**4．自由に体動する** 介助なしで頻回にかつ適切な（体位を変えるような）体動をする		
3．軽度の障害あり たいていは1日3回以上食事をし，1食につき半分以上は食べる．蛋白質・乳製品を1日4皿（カップ）分摂取する．ときどき食事を拒否することもあるが，勧めれば通常補食する．あるいは，栄養的におおよそ整った経管栄養や高カロリー輸液を受けている	**4．障害なし** 毎食おおよそ食べる．通常は蛋白質・乳製品を1日4皿（カップ）分以上摂取する．ときどき間食（おやつ）を食べる．補食する必要はない		
3．問題なし 自力で椅子や床上を動き，移動中十分に体を支える筋力を備えている．いつでも椅子や床上でよい体位を保つことができる			
	Total		

Step 4　DESIGN-R®2020で褥瘡を評価しよう

　発生した褥瘡は，DESIGN-R®2020（図5）を用いて評価します．

　Bさんの褥瘡は「d1-e0 s9 i0 g0 n0 p0：9点」です．Bさんの褥瘡を9点から0点にすることを目標にケアを進めます．

Step 5　全身ケア：痛みのコントロール・栄養管理等を実施しよう

　Bさんの鎮痛方法を医師とともに再検討し，麻酔用鎮痛薬の静脈内持続投与が開始されることになりました．Bさんはウレタンフォームマットレスを使用していましたが，いったん高機能エアマットレスに変更し，痛みが良好にコントロールされ，離床が進めば再度マットレスを変更するように看護計画を変更しました．

　そのうえで，Bさんが退院後の日常生活をイメージでき，リハビリテーションを進めることができるように，ストーマケア方法や退院後の生活に関する情報提供を行いました．さらに，経口摂取の開始とともにNST（栄養サポートチーム）にコンサルテーションし，Bさんに合った食事形態や食事法を選択し，栄養補助剤を提供しました．

Step 6 局所ケア：創傷管理方法を検討しよう

Bさんの褥瘡は発生した直後の「急性期褥瘡」です．急性期褥瘡は局所病態が不安定で，発生後1〜3週間の期間に，発赤，紫斑，浮腫，水疱，びらん，浅い潰瘍などの多彩な病態が短時間に現れることがあるとされています[3)4)]．

また，急性期褥瘡の局所治療では，褥瘡の観察を怠らず，適度の湿潤環境を保ち，創部の保護と感染予防を行うことが求められます．

『褥瘡予防・管理ガイドライン（第4版）』[5)]には，急性期褥瘡の局所治療としてドレッシング材および外用薬を使用する旨が記載されています．ドレッシング材は褥瘡の創面を保護するために使用しますが，局所病態が不安定で多彩な変化をみる急性期褥瘡を適宜観察できるよう，透明性が高いポリウレタンフィルムドレッシングを使用しました（図6）．ポリウレタンフィルムドレッシングは粘着力が比較的高いため，剝離する際には創部を傷つけないように剝離剤を使用しました（図7）．

Memo

図5 DESIGN-R®2020 褥瘡経過評価用

カルテ番号(   ) 患者氏名(   )

Depth[*1] **深さ** 創内の一番深い部分で評価し，改善に伴い創底が浅くなった場合，

d	0	皮膚損傷・発赤なし
	1	持続する発赤
	2	真皮までの損傷

Exudate 滲出液

e	0	なし
	1	少量：毎日のドレッシング交換を要しない
	3	中等量：1日1回のドレッシング交換を要する

Size 大きさ 皮膚損傷範囲を測定：[長径(cm)×短径[*3](cm)] [*4]

s	0	皮膚損傷なし
	3	4 未満
	6	4 以上 16 未満
	8	16 以上 36 未満
	9	36 以上 64 未満
	12	64 以上 100 未満

Inflammation/Infection 炎症/感染

i	0	局所の炎症徴候なし
	1	局所の炎症徴候あり（創周囲の発赤，腫脹，熱感，疼痛）

Granulation 肉芽組織

g	0	創が治癒した場合，創の浅い場合，深部損傷褥瘡(DTI)疑いの場合
	1	良性肉芽が創面の 90％以上を占める
	3	良性肉芽が創面の 50％以上 90％未満を占める

Necrotic tissue 壊死組織 混在している場合は全体的に多い病態をもって評価する

n	0	壊死組織なし

Pocket ポケット 毎回同じ体位で，ポケット全周(潰瘍面も含め)[長径(cm)×短径

p	0	ポケットなし

部位 [仙骨部，坐骨部，大転子部，踵骨部，その他(   )]

*1 深さ(Depth: d/D)の点数は合計には加えない
*2 深部損傷褥瘡(DTI)疑いは，視診・触診，補助データ(発生経緯，血液検査，画像診断等)から判断する
*3 "短径"とは"長径と直交する最大径"である
*4 持続する発赤の場合も皮膚損傷に準じて評価する
*5 「3C」あるいは「3」のいずれかを記載する．いずれの場合も点数は3点とする

			月日	/	/
これと相応の深さとして評価する					
D	3	皮下組織までの損傷			
	4	皮下組織を超える損傷			
	5	関節腔，体腔に至る損傷			
	DTI	深部損傷褥瘡（DTI）疑い[2]			
	U	壊死組織で覆われ深さの判定が不能			
E	6	多量：1日2回以上のドレッシング交換を要する			
S	15	100以上			
I	3C[5]	臨界的定着疑い（創面にぬめりがあり，滲出液が多い．肉芽があれば，浮腫性で脆弱など）			
	3[5]	局所の明らかな感染徴候あり（炎症徴候，膿，悪臭など）			
	9	全身的影響あり（発熱など）			
G	4	良性肉芽が，創面の10％以上50％未満を占める			
	5	良性肉芽が，創面の10％未満を占める			
	6	良性肉芽が全く形成されていない			
N	3	柔らかい壊死組織あり			
	6	硬く厚い密着した壊死組織あり			
[3]（cm）] から潰瘍の大きさを差し引いたもの					
P	6	4未満			
	9	4以上16未満			
	12	16以上36未満			
	24	36以上			
			合計[1]		

©日本褥瘡学会
http://www.jspu.org/jpn/member/pdf/design-r2020.pdf

図6 局所ケア

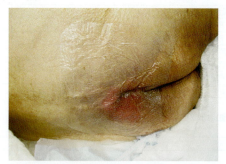

急性期褥瘡を適宜観察できるよう,透明性が高いポリウレタンフィルムドレッシングを使用した

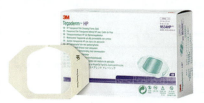

3M™ テガダーム™ HP トランスペアレント ドレッシング(ソルベンタム)

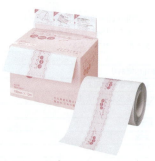

スキニックス®エアウォールふ・わ・り(共和)

図7 剥離剤

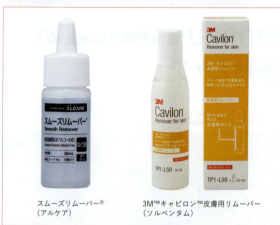

スムーズリムーバー®
（アルケア）

3M™キャビロン™皮膚用リムーバー
（ソルベンタム）

引用・参考文献

1) 真田弘美ほか：日本語版Braden Scaleの信頼性と妥当性の検討．金沢大医療技短大紀，15：101-105，1991．
2) Holmes R, et al: Combating pressure sores nutritionally. Am J Nurs, 87: 1301-1303, 1987.
3) 長瀬敬ほか：DTIの重症化の予測とその予防の基本スキーム．NEW 褥瘡のすべてがわかる（真田弘美ほか編），p.227-237，永井書店，2012．
4) 茂木精一郎：褥瘡治療の実際①――創を評価する．日老医誌，50：592-596，2013．
5) 日本褥瘡学会学術教育委員会 ガイドライン改定委員会：褥瘡予防・管理ガイドライン．第4版，褥瘡会誌，17(4)：487-557，2015．
6) 日本褥瘡学会編：在宅褥瘡予防・治療ガイドブック．照林社，2008．
7) 門野岳史：褥瘡分類の新しい考え方――DTIを含めて．褥瘡治療・ケアトータルガイド（宮地良樹ほか編），エキスパートナース・ガイド，照林社，2009．

（志村知子）

手術を受ける患者のスキンケア❸

MDRPU（医療関連機器褥瘡）の予防とケア

手術後にMDRPUが発生した事例

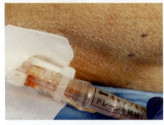

Cさんの右胸腔内に留置された胸腔ドレーン

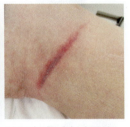

Cさんの左下腿に発生したMDRPU

患者：Cさん，60代，男性．肺がん（右上葉がん）
BMI：20.72（普通体重 173cm，62kg）
血液データ：TP 6.5g/dL，Alb 3.7g/dL，Hb 13.9g/dL
術式：胸腔鏡下肺悪性腫瘍切除術（手術時間：5時間19分）
術後の経過

　術中に動脈血酸素飽和度（PaO_2）の低下を認めた．抜管が困難だったため，ICUに入室後2日間にわたり鎮静・鎮痛下で人工呼吸管理が行われた．術中からDVT（深部静脈血栓症）予防目的で弾性ストッキングを装着しており，術後は右胸腔内に胸腔ドレーンが留置された．術後2日目に抜管，術後3日目に一般外科病棟に転棟した．その翌日（術後4日目），左下腿に弾性ストッキングによるMDRPUが発見された．Cさんは「ちょっと足が痛かったんだけど，我慢できるかなと思ったんだよ．これ，履いとかなきゃなんないんでしょ？」と話していた．

MDRPU　medical device-related pressure ulcers，医療関連機器褥瘡
DVT　deep venous thrombosis，深部静脈血栓症

手術後に発生するMDRPUとは

　術中・術後の患者は,医療機器を装着することによってMDRPUが発生しやすいという特徴があります.

　MDRPUは,「医療関連機器による圧迫で生じる皮膚ないし下床の組織損傷であり,厳密には従来の褥瘡すなわち自重関連褥瘡(self load related pressure ulcer)と区別されますが,ともに圧迫創傷であり広い意味では褥瘡の範疇に属します.なお,尿道,消化管,気道等の粘膜に発生する創傷は含めない」と定義されます[1].

　褥瘡もMDRPUも外力によって阻血性障害が生じ,それが一定期間持続することによって発生する皮膚障害です.

Memo

発生事例と予防事例，何が違うの

　Cさんは，肺がんの術後3日目に左下腿（ふくらはぎ）にNPUAP分類ステージⅠ（p.31）のMDRPUが発生しました．

　また，右胸腔内にドレーンが挿入されていますが，ドレーンが皮膚と接触する部位にはうっすらとドレーン痕が認められ，今後MDRPUが発生する可能性があることが伺えます．

　Cさんのような術後の患者は，状態が安定するまでの期間は継続的なモニタリングが必要です．そのため，心電図モニターなどのさまざまな医療機器が身体に装着されます．また，術後合併症の発生を予防するために，ドレーン類が体内に挿入され，離床までの期間は弾性ストッキングなどを装着することが必要になります．

　これらの医療機器が留置され，皮膚と接触する部位には，圧迫や摩擦，せん断（ずれ）などの外力を要因としたMDRPUが発生しやすくなります．

　以下，MDRPUの予防とケアなどについて紹介します．

Step 1 手術後のMDRPU発生のリスクを確認しよう

　MDRPUの発生要因には,「機器要因」「個体要因」「ケア要因」の3つがあります（図1）.

　また,〈患者の身体に見合ったサイズ・形状の医療機器がなくても, 治療を優先してやむをえず使用せざるをえない状況〉や,〈医療機器を取り扱う医療者側の技術力〉などもMDRPUの発生要因に含まれます. 前者は「機器＆個体要因（中止困難）」, 後者は「機器＆ケア要因（フィッティング）」とされます.

　MDRPUの発生リスクは, 図1に示した「医療関連機器

図1 MDRPU発生の概念図

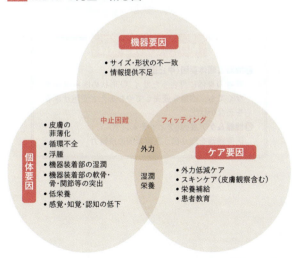

文献1）より転載

褥瘡（MDRPU）発生の概念図」に含まれる危険因子が「ある」か「ない」かによって判断します.

　術直後のCさんは，胸腔ドレーンや弾性ストッキングだけでなく，心電図モニターやパルスオキシメーター，末梢ラインなどさまざまな医療機器を使用していました.

　また，Cさんの皮膚は写真で確認されるようにドライスキンを認めます．CさんのBMIは普通体重と判定され，血液データ上も問題となるような低栄養状態は認められませんが，ドライスキンによる皮膚の脆弱化や長期にわたる医療関連機器の使用などはMDRPU発生のリスク因子です．そのため，CさんにはMDRPUの発生リスクがあると考えられます.

MDRPUの発生状況

❶機器＆個体要因（中止困難）
　患者の身体に見合ったサイズ・形状の医療機器がなくても，治療を優先してやむをえず使用せざるをえない状況

❷機器＆ケア要因（フィッティング）
　医療機器を取り扱う医療者側の技術力

Step 2　手術後のMDRPUを予防するために必要な物品を準備しよう

　手術後のCさんを迎えるにあたり，まずは必要となる医療機器を準備する必要があります．

　医療機器は術後に予測される患者の状態に合わせて準備します．通常は酸素マスクや経鼻カニューレ，心電図モニター，パルスオキシメーター，輸液・輸注ポンプ，点滴台，吸引器などを準備します．

　とくに患者の身体に装着する医療機器を選ぶ際は，機器の添付文書に従って正しいサイズの機器を選びます．また，自施設で使用可能な機器のなかで，皮膚に加わる外力（圧迫や摩擦，せん断：ずれ）が最少に抑えられるものを選択するのが望ましいといえます．

　フィッティングする際は，機器の位置がずれることによって装着部や周囲の皮膚に過剰な圧が加わらないように確実に機器を固定します．

　皮膚に加わる外力を低減させるために，機器があたる皮膚に予防的にフィルムドレッシングや創傷被覆材などを貼付して摩擦・ずれを防いだり，機器が皮膚にあたる部分にクッションの代用となる厚みのある皮膚保護剤を貼付したり，医療材料（厚みのある綿花などクッション性のあるもの）を使用することも有用です[1]（図2）．

　また，Cさんに認めるドライスキンは皮膚のバリア機能が低下している状態です．皮膚のバリア機能を保持してMDRPUなどの皮膚障害を予防するためには，皮膚を清潔に保ち，浸軟やドライスキンを防ぐことが重要です．清

潔ケア後に保湿ローションなどを用いて皮膚を保護する必要があります(図3).

図2 皮膚保護剤の一例

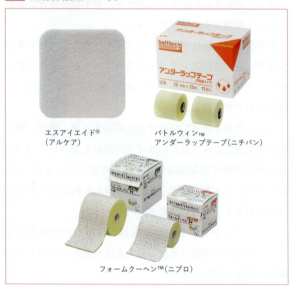

エスアイエイド®
(アルケア)

バトルウィン™
アンダーラップテープ(ニチバン)

フォームクーヘン™(ニプロ)

図3 保湿剤の一例

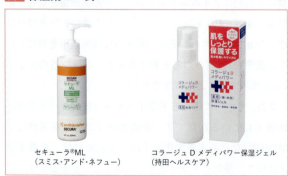

セキューラ®ML
(スミス・アンド・ネフュー)

コラージュDメディパワー保湿ジェル
(持田ヘルスケア)

Step 3 医療機器装着中は機器装着部とその周辺皮膚を観察しよう

　医療機器装着中は，機器装着部とその周囲の皮膚を観察することが重要です．装着部の皮膚を視診・触診し，ドライスキンや皮膚の浸軟がないか，発赤や皮疹，びらん，潰瘍などの皮膚障害がないか観察します．

　皮膚にMDRPUの初期症状（発赤など）がみられたら，装着している医療機器をはずすことが望ましいです．医療機器をはずすことが不可能な場合には，機器を固定する位置を定期的に変更したり，時間を決めて一時的にはずして除圧するなどの対策を講じます．

Step 4 術後になぜMDRPUが発生したのかアセスメントしよう

　手術を受けた患者は，麻酔の影響によって術後の覚醒が遅延する場合があります．それに伴う意識レベルの低下と知覚認知力の低下は，医療機器が皮膚を圧迫することによって生じる痛みの感覚を鈍麻させます．また，活動性の低下が遷延すると，離床に伴ってはずすことができる医療機器をいつまでも装着し続けることにつながります．

　麻酔からの覚醒状況を判断しながら，患者に全身状態の観察を継続するために医療機器を使用する必要があることや，医療機器を装着している部位に痛みや痒みなどの自覚症状があれば，ただちに医療者に伝えるように説明することが大切です．Cさんのように痛みなどの愁訴があっても

我慢する患者は少なくないため,医療者が積極的に情報収集を行う必要があります.

Step 5 術後に発生したMDRPUの程度を観察しよう

発生したMDRPUは,DESIGN-R®2020(p.42)を用いて評価します.

CさんのMDRPUは「d1-e0 s3 i0 g0 n0 p0:3点」です.3点から0点にすることを目標にケアを進めます.

Memo

Step 6 患者の回復状況に合わせて医療機器をはずすことも考えよう

　患者の回復状況に合わせて，不必要な医療機器は適宜はずします．

　MDRPU発生時のCさんのADLは，車椅子への乗車が可能な段階でした．そのため歩行訓練を開始し，ADLの拡大とともに弾性ストッキングをはずすことができるように計画しました．

Step 7 創傷管理に加えて圧迫を予防できる方法を考えよう

　CさんのMDRPUはNPUAP分類「ステージⅠ」です．『褥瘡予防・管理ガイドライン（第4版）』[2]には，ステージⅠの褥瘡あるいはMDRPUの局所治療として，ドレッシング材および外用薬を使用する旨が記載されています．MDRPUの経過を適宜観察できるよう，透明性が高いポリウレタンフィルムドレッシング（p.44）を使用します．

　もし弾性ストッキングを継続して使用し続けなければならない場合は，ポリウレタンフィルムドレッシングには圧そのものを低減する機能はないので，皮膚保護剤（図2）を使用して皮膚を保護するとよいでしょう（図4）．また，胸腔ドレーンのコネクター部が皮膚に接触する部位にも同様に皮膚保護剤を使用してコネクターが直接皮膚を傷つけないようにします．いずれも清潔ケア後，図3に示す保湿剤を塗布して皮膚を保護したうえで実施します．

図4 皮膚保護剤を使用して皮膚を保護する

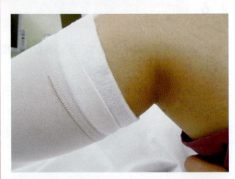

エスアイエイドを使用

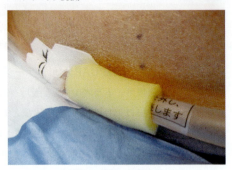

フォームクーヘンを使用(医療機器に直接巻いている)

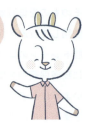

皮膚保護剤を使用する場合は，清潔ケア後に保湿剤を塗布して皮膚を保護しましょう

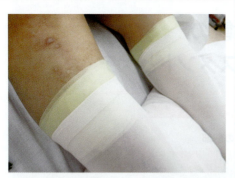

アンダーラップテープを使用

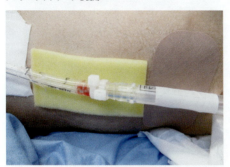

フォームクーヘンを使用(皮膚に直接貼付している)

引用・参考文献
1) 日本褥瘡学会編：ベストプラクティス 医療関連機器圧迫創傷(MDRPU)の予防と管理. 照林社, 2016.
2) 日本褥瘡学会 学術教育委員会 ガイドライン改定委員会：褥瘡予防・管理ガイドライン. 第4版, 褥瘡会誌, 17(4): 487-557, 2015.

(志村知子)

手術を受ける患者のスキンケア❹

離開創の
アセスメントとケア

術後離開創を生じた事例

腹腔鏡手術の創部

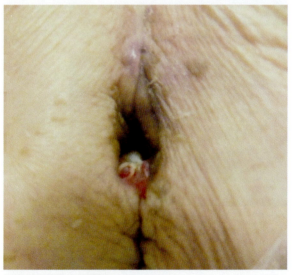

腹腔鏡下低位前方切除術を施行した男性．術後に臍部から滲出液があり，その2日後に開放して洗浄を開始した．創底に筋膜縫合糸が確認できる

術後の離開創は
術式によりさまざまな
部位と形状を呈します

開腹手術の創部

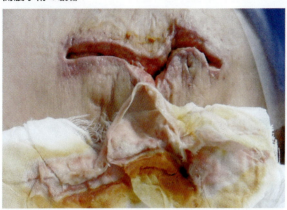

汎発性腹膜炎によるハルトマン術を施行した女性．SSIが予測されたため術創は筋膜縫合をして開放創で創傷管理を行った

会陰創の創部

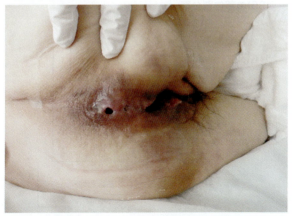

直腸がんでマイルズ術を施行した男性．術後に会陰部マットレス縫合部から滲出液があり，その4日後に開放した．陰嚢側は離開し皮下組織が確認できる

術後離開創(手術部位感染)とは

手術部位感染(SSI)とは、「手術操作が及んだ部位に発生する感染」と定義され、発生した部位により、切開創SSI、臓器/体腔SSIに大別されます[1]。SSIは医療関連感染の1つで、本来、サーベイランスを目的に定義されたものです。ここでは便宜上、手術後に生じた離開創をSSIと示します。

SSIはその深達度により分類され、
① 皮下組織までの「表層切開創SSI」
② 筋膜・筋肉の深部軟部組織に至る「深部切開創SSI」
③ 臓器/体腔に至る「臓器/体腔SSI」
に分かれます。

●SSIの部位別分類

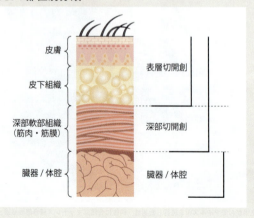

SSI　surgical site infection, 手術部位感染

発生事例と予防事例,何が違うの?

通常,筋膜は縫合されているので,深部切開創SSIでは筋膜の縫合糸の緩みや脱落は離開拡大の可能性があるため,詳細な観察を行う必要があり,洗浄処置を愛護的に行うことが必要になります(図1).

図1 筋膜縫合糸が見える離開創

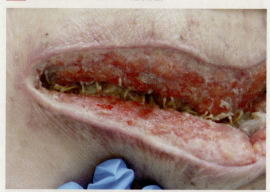

詳細に観察し愛護的に洗浄する

予防ケアのポイント

❶深部切開創SSIは詳細に観察し,愛護的に洗浄する
❷腹腔鏡下手術の場合は,ペンライトで創底を観察する

そして，腹腔鏡下手術では創口が小さく，創底の確認がしづらいためペンライトで創底を観察します（図2）．肥満の人はとくに観察しづらいため，医師とともに鑷子を使い観察しましょう．

これらの観察や愛護的な洗浄により術後離開創を予防することができます．

以下に，術後離開創の予防とケアの手順等を紹介します．

図2 腹腔鏡下手術の創口の観察

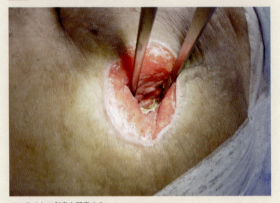

ペンライトで創底を観察する

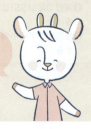

詳細な観察と
愛護的な洗浄により
予防しましょう

Step 1 SSIのリスクを確認しよう

消化器外科領域手術におけるSSI発症のリスク因子は，「ASA-PS ≧ 3」「汚染および感染創」「手術時間延長」「糖尿病」「肥満BMI ≧ 30」「術中輸血」で，腹腔鏡手術はSSI発生を軽減する因子です．

臓器別の手術では，結腸・直腸の下部消化管手術では「ストーマ造設術」「緊急手術」が，胆嚢・結腸手術では「ステロイドの使用」があげられます[2]．

ストーマ造設後は，ストーマ装具漏れによる術創汚染の予防が肝要になります．確実な装具装着のため，皮膚・排泄ケア認定看護師とともにケアをするなど，SSI予防のケアを取り組むとよいでしょう．

Memo

Step 2 SSIの徴候を観察しよう

術後縫合創の24〜48時間は，創の安静と固定のために消毒はしないため[3]，創部からの滲出液や患者の痛みの訴えのほか，創周囲を愛護的に触れることで得られる客観的な情報（創部の発赤，痛み，腫脹，熱感，滲出液の性状）を観察して医師に報告します（図3）．

図3 創周囲の観察

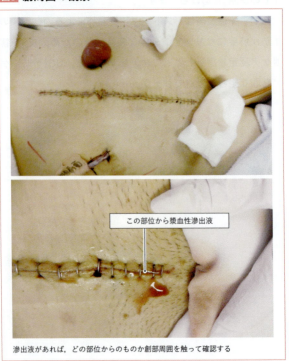

この部位から漿血性滲出液

滲出液があれば，どの部位からのものか創部周囲を触って確認する

滲出液でドレッシングが汚染された範囲をマーキングし，拡大の有無を観察するとよいでしょう（図4）．

図4 拡大の有無の観察

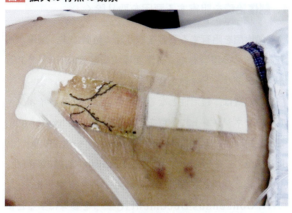

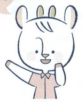

滲出液汚染部位を
ドレッシングにマーキングし
拡大の有無を観察しましょう

Step 3 SSIの処置を実施しよう

1. 創傷治癒を阻害する要因を取り除く

創傷治癒を阻害する要因を取り除く処置です．創傷が治癒するための環境をつくる創面環境調整（WBP）[4]である洗浄やデブリードマンを含みます．

この処置は，難治性となる創傷の原因であるバイオフィルムのマネジメントに焦点を当てた，wound hygiene（創傷衛生）の4つのステップ（①cleanse：洗浄，②debride：デブリードマン，③refashion：創縁の新鮮化，④dress：創傷の被覆）の手順にのっとり実施します[5]．『JWC Consensus Document』（図5）を参考にするとよいでしょう．

図5 JWC Consensus Document

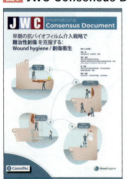

バイオフィルムのマネジメントに焦点を当てた創傷衛生が紹介されている

創傷衛生の4つのステップ

❶ 洗浄：創底の洗浄（壊死組織，組織の残骸，バイオフィルム），創周囲皮膚の洗浄（垢，鱗屑，胼胝，汚れ）

❷ デブリードマン：壊死組織，スラフ，組織の残骸，バイオフィルム

❸ 創縁の新鮮化：壊死・痂皮・突き出している創縁，バイオフィルムが隠れている可能性のあるもの

❹ 創傷の被覆：抗バイオフィルム，抗菌性創傷被覆材を使用し，バイオフィルムの再成長を防止または遅延させながら，残留バイオフィルムに対処

文献5)より転載
Wound Hygieneロゴ，アートワークは，ConvaTec Inc.の商標または登録商標，または著作権で保護された素材です．

WBP　wound bed preparation，創面環境調整

2. 局所陰圧閉鎖療法（NPWT）

　創部を閉鎖環境に保ち，原則的に陰圧（125〜150mmHg）になるように吸引します．細菌や細菌から放出される外毒素を直接排出する作用と，肉芽組織の血管新生作用や浮腫を除く作用があります[6]．

　最近では離開創管理にNPWTが多く用いられ，2020年度の診療報酬改定では在宅での交換が可能になりました．在院日数短縮をはかるためにもNPWTの活用が広がっています．

❶必要物品

　指示された洗浄水，ビニール袋，ガーゼ，外用薬，テープ，ペンライト（必要時：洗浄剤，鑷子，鋭匙，綿棒，NPWTの機器など）を準備します．

　洗浄水は通常，微温湯を用いますが，清潔操作が必要な場合は生理食塩水を，バイオフィルムの除去を積極的にはかる場合はプロントザン（図6）を用います．

図6 抗菌性創傷被覆・保護材

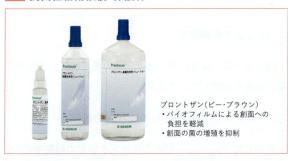

プロントザン（ビー・ブラウン）
・バイオフィルムによる創面への負担を軽減
・創面の菌の増殖を抑制

NPWT　negative pressure wound therapy，局所陰圧閉鎖療法

❷患者の準備

看護師は処置前に感染対策（標準予防策）を行い，患者の全身状態を考慮した準備を行います．

- **痛みの管理**：多くの場合，痛みを伴うので食事前は避けます．デブリードマンなどの痛みを伴う場合は，処置時間に合わせて鎮痛薬を投与します．術後にはチューブが留置されることもあるため，痛みが少ない体位の確認やクッションで処置時の体位を整えます．また，洗浄液を体温程度に温めておきます（冷たいものでは痛みを強く感じます）．

- **実施場所**：患者のベッドで行う場合は，洗浄液で濡れないよう汚染防止シーツを敷きます．可能であれば，採光が十分な処置室やライトで照らします．

Step 4 SSIケアを実施しよう

準備ができたら，前日までの創状態をカルテで確認し処置を行います．

1. 前日までの創状態

創のサイズ，深さ，色，壊死組織の量と部位，滲出液の量や性状を確認しておきます．

2. ドレッシングの除去と汚染状況の確認

剥がしたドレッシングの汚染状況と創部の観察を行い，処置が適切かどうかの評価指標にします．

図7の症例の創部はきれいにみえますが、高吸収性のヨード系外用薬の残渣がなく、緑色の滲出液が創サイズを超えていることがわかります。創のサイズ、深さ、色、壊死組織の量と部位、創部と周囲皮膚の発赤や硬結、医師とともにサイズやポケットの有無、深さを確認します（図8）。

図7 ドレッシングの汚染状況と創部の観察

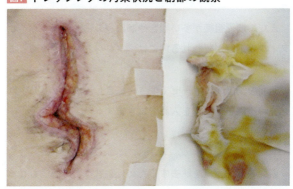

現在の処置の評価指標となる

図8 ポケットの観察

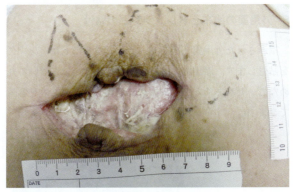

サイズやポケットの有無、深さを確認する

3. 洗浄

創とドレッシング貼付部位の皮膚全体を洗浄します．縫合糸やステープラーに痂皮が付着していると感染源になるため，ていねいに洗います．創内に粘性のある滲出液があれば，それがなくなるまで十分な量の洗浄液で洗いましょう．

また，壊死組織が多い場合や滲出液の粘性が高くバイオフィルム定着が疑われる創には，プロントザンで浸漬します(図9)．

創面を愛護的にガーゼで押さえ拭きし，ポケットの中は必要時，鑷子や綿棒を入れて拭きます．

4. デブリードマン

創面の壊死組織を除去するため，鋭匙などで医師もしくは特定行為研修を修了した看護師がデブリードマンを行います．

5. 外用薬の塗布とドレッシングの貼付

指示された外用薬を塗布し，ガーゼなどのドレッシングを貼付します．滲出液が多い場合は，創の上にさばいて丸めたガーゼをおくと，創周囲の皮膚への滲出液拡大を低減できます(図10)．

図9 洗浄の実際

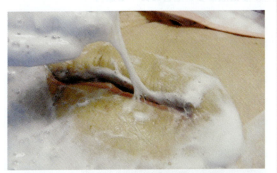
粘性滲出液がある状態

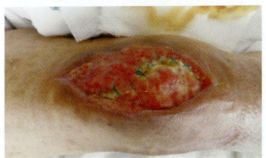

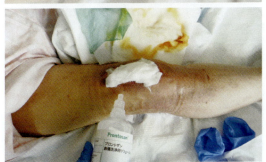
プロントザンで浸したガーゼで創面を浸漬

図10 滲出液が多い場合のガーゼ貼付

❶ 外用薬を塗布

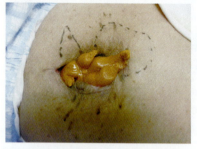

❷ さばきガーゼをおく

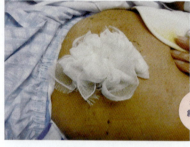

> さばきガーゼをおくことで，創周囲への滲出液漏出拡大を低減できます

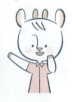

❸ その上から当てガーゼ

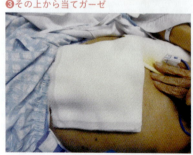

6. NPWTの実施と確認事項

NPWTを実施する場合は，使用機器により操作や必要物品が異なるので注意が必要です（表1）.

創のサイズや深さ，退院後も継続するか，創周囲にドレーンやストーマがあるかなど，対象に合わせて使用します．また，毎日の設定圧，創部の痛みや滲出液の異常な増加，エアリークがないか確認します.

NPWTは在宅でも使用されていますが，消化器外科手術創において，①汚染からの防御，②横張力の減少，③リンパドレナージ，④血流の増加によりSSIを減らせる可能性があるとされています[7].

今後，創傷ケアにかかわる看護師として習得しておきたい技術になるでしょう.

なお，NPWTは，医師もしくは創傷管理領域の特定行為研修修了者と実施することになります.

表1 代表的なNPWTの機器の特徴

	洗浄機能	吸引ポートの硬さ	間欠モード	在宅での使用	操作性	フォームの種類	2cm以上の深さのある創への使用
V.A.C. ULTA	○	硬い	○	×	難	4種	○
RENASYS TOUCH	×	柔らかい	○	×	並	2種	○
PICO7	×	柔らかい	△	○	易	1種	△
SNAP	×	硬い	×	○	並	1種	○

事例❶：会陰創のNPWT（図11）

　会陰の離開創にRENASYS TOUCHを使用しました．吸引ポートが柔らかいため，坐位や歩行時に違和感が少ないのがメリットです．尾骨近くの創部に直接吸引ポートを設置することができるため，処置時間も短く，手技も容易にできます．

事例❷：腹部離開創の間欠洗浄機能付きNPWT（図12）

　ポケットを有する離開創に壊死組織があるものの，局所

図11 会陰創のNPWT

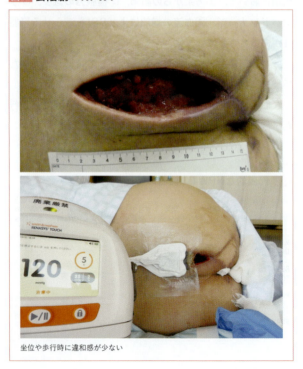

坐位や歩行時に違和感が少ない

の感染は制御されていたため，間欠洗浄機能付きのV.A.C. ULTAによるNPWTを実施しました．穴あきでハニカム構造のV.A.C.®ベラフロクレンズチョイスフォーム™を使用することで洗浄と陰圧の効果が発揮され，1週間で血流改善を示す創面の色調改善と壊死組織の除去を認めました．

図12 腹部離開創のNPWT

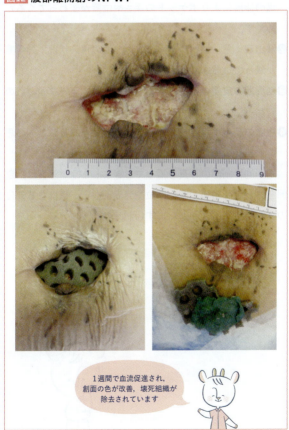

1週間で血流促進され，創面の色が改善，壊死組織が除去されています

Step 5　SSIの経過観察を記録しよう

実施したケアについて，以下の内容をカルテに記録します．

❶創状態：サイズ，深さ，色調，壊死組織の量と部位．サイズは決まった体位で測定するようにします．周囲の組織の伸展によりポケットの深さや位置が変わってくるためです．

❷滲出液：量，性状，剥がしたガーゼの汚染状況，外用薬が残っているかどうか．

❸創周囲の皮膚の状態：発赤，水疱形成，テープかぶれの有無．

❹患者の反応：痛みや鎮痛薬の効果，傷があることへの思い，自身の体や病気のとらえ方

定期的に創部の写真を撮っておきましょう．写真は，創部全体と壊死組織が多い部位や発赤部など，気になる部位の2か所を撮るようにします（図13）．

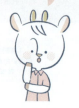

経過観察をカルテに記録し，
創部写真も保存して
おきましょう

図13 写真の撮り方

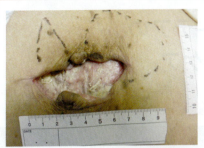

全体像を撮る

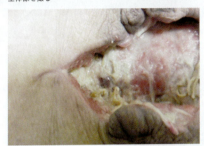

気になる部位のアップを撮る

引用・参考文献

1) 日本外科感染症学会 消化器外科SSI予防のための周術期管理ガイドライン作成委員会：日本外科感染症学会消化器外科SSI予防のための周術期管理ガイドライン2018. p.10-11, 診断と治療社, 2018.
2) 前掲1) p.16-18.
3) 西垣恭一：手術部位感染（SSI）の予防について——CDCガイドラインを中心に. 日本小児循環器学会雑誌, 35(4)：214-220, 2019.
4) 松崎恭一：Wound Bed Preparation——TIMEを理解するための創傷治癒. 日本創傷・オストミー・失禁管理学会誌, 10(2)：6-13, 2006.
5) 市岡滋ほか監：早期の抗バイオフィルム介入戦略で難治性創傷を克服する——Wound hygiene／創傷衛生. Journal of Wound Care Consensus Document, 29(3), 2020.
6) 日本褥瘡学会 用語集検討委員会：日本褥瘡学会で使用する用語の定義・解説——用語集検討委員会報告1. 日本褥瘡学会誌, 9(2)：228-231, 2007.
7) 清水潤三：Incisional Negative Pressure Wound Therapy. PEPARS, 167：40-45, 2020.

（渡邉光子）

手術を受ける患者のスキンケア❺

スキン-テアの予防とケア

手術中にスキン-テアが発生した事例

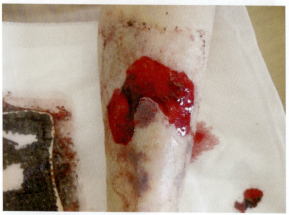

創縁を正常な解剖学的位置に戻すことができず，皮膚または皮弁の色が蒼白，薄黒い，または黒ずんでいる

手術中のスキン-テアを予防できた事例

患者：Eさん，80代，女性．甲状腺がん，腰部脊柱管狭窄症
術式：脊椎固定術
体位：腹臥位
BMI：25.99（身長141cm，体重51.9kg）
術前の状態：経口抗悪性腫瘍薬（分子標的治療薬）が導入されていた．
術中の状態：ホールフレームを用いた腹臥位がとられた．
術後の状態：出血量158mL

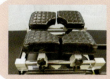

ホールフレームを用いた腹臥位での手術で，左前腕にスキン-テアが発生してしまいました．腰椎転移があり，痛みのために仰臥位を保持することは困難でした

患者：Dさん，80代，男性，前立腺がん，腰椎転移
術式：脊椎悪性腫瘍手術
体位：腹臥位
BMI：22.89（身長163cm，体重59.5kg）
術前の状態：薬物療法が実施されていた．
術中の状態：ホールフレームを用いた腹臥位がとられた．
術後の状態：出血量259mL

スキン-テアの状態

　左前腕にスキン-テアを認める．出血があり，創の状況が観察しにくいが，わずかに皮弁を認めるものの，創縁を正常な解剖学的位置に戻すことができず，皮膚または皮弁の色が蒼白，薄黒い，または黒ずんでおり，STAR分類システム2bの状態であった

術後の経過

　わずかではあるが残存している皮弁をできるだけ元の位置に戻して，シリコンを使用した被覆材を貼付して1週間，圧迫した．皮弁が生着したため治癒とした

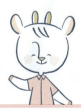

Dさんへの具体的なケアはp.96〜99で紹介します

Eさんに実践したケアはp.87〜95の内容です

スキン-テア（Skin Tear）とは

1. 定義

　摩擦・ずれによって，皮膚が裂けて生じる真皮深層までの損傷（部分層損傷）と定義されています[1]．Tearとは「裂ける」「裂傷」という意味です．

　一過性の外的要因によって引き起こされた急性創傷です．2018年の診療報酬改定で入院中の新たな褥瘡発生を予防するため，入院時に行う褥瘡に関する危険因子の評価に「スキン-テア」が加えられました．

　スキン-テアの具体例は以下になります（一部抜粋）．
①四肢がベッド柵にこすれて皮膚が裂けた（ずれ）
②絆創膏をはがすときに皮膚が裂けた（摩擦）
③医療用リストバンドがこすれて皮膚が裂けた（摩擦）
④車椅子等の移動介助時にフレーム等にこすれて皮膚が裂けた（ずれ）

●スキン-テアが生じる部位

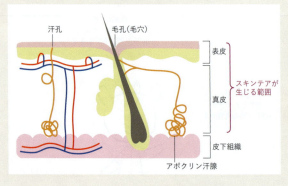

2. 除外例

スキン-テアの除外例は，持続する圧迫やずれで生じた創傷（褥瘡），失禁によって起こす創傷（失禁関連皮膚炎：IAD）とされています[1]．

したがって，スキン-テアは短時間に摩擦やずれの外力が加わって生じる創傷ということになります．

3. テープテア

テープテアとは，医療用テープによって生じるスキン-テアのことをいいます．海外では，「MARSI」と呼んでいます．

たとえば，手術室では術野の清潔野を保持するためにドレープで覆います．そのドレープは身体にテープで固定をするため，ドレープを剥がすときに皮膚が裂けた場合もテープテアになります．

ただし，テープを剥がした後に発赤が生じた場合は，皮膚が裂けてはいないためスキン-テアではなく，テープ刺激による皮膚炎になります．

IAD
incontinence associated dermatitis
失禁関連皮膚炎

MARSI
medical adhesive-related skin injury
医療用テープによって生じるスキン-テア

4. 手術室の特殊性

手術室では安全に手術が行われることが最優先されます．そのため，スキン-テア予防も病棟とは異なることがあります．

たとえば，手術室で確実にスキン-テア予防が行えるのは，麻酔導入後から手術開始・ドレーピングまでになります．その短時間（仰臥位の手術の場合で約15分）の間に，手術の準備と同時に，褥瘡やMDRPU対策と併せてスキン-テア対策も行わなければなりません．また，術中はドレープで身体が覆われているため，患者の身体を観察することが制限されます．そのため，ドレーピング後も観察しやすいように工夫しておく必要もあります．

体位・術式によってもスキン-テアのリスクが異なります．術中は体位固定具で身体を保持します．たとえば，整形外科での脊椎後方手術ではホールフレームやアレンテーブルという固定具を用いて腹臥位の体位固定を行います．その場合，固定具に身体が擦れることでもスキン-テアが発生することがあります．

スキン-テア予防は，術前に患者の個体要因と外力発生要因，体位固定法をアセスメントして愛護的に取り組むことが必要なため，医療者のスキン-テア予防への意識がきわめて重要です．

MDRPU
medical device-related pressure ulcers
医療関連機器褥瘡

| Step 1 | 手術室でのスキン-テアの発生要因・状況を把握しよう |

1. 手術室でスキン-テアが発生しやすい状況

　スキン-テアの発生部位は四肢が多く，上肢が65.1％，下肢が19.9％を占めます[1]．四肢のなかでも，前腕と下腿でスキン-テアが発生しやすくなります．これは，上腕・大腿では脂肪や筋肉がクッションとなることでスキン-テアが発生しにくくなるからです．一方，前腕・下腿は脂肪や筋肉が少なく，骨と皮膚という構造のために皮膚がずれや摩擦の影響を受けやすく，スキン-テアが発生しやすくなります．

　手術室でスキン-テアが発生しやすい状況は，体位変換を行うときの体位保持や体位固定具によるもの，抑制帯や医療用リストバンドで擦れるなどです．テープテアが発生しやすい状況は，気管チューブや胃管，末梢静脈ラインや動脈ラインを固定していた医療用テープを剥がすとき，ドレープを除去するときが多くなります．

2. 患者の体動によるスキン-テアの発生

　脊椎くも膜下麻酔下での大腿骨頸部骨折の手術では，高齢者が多いため認知機能が低下していることもあります．そうすると，意識があるため術中に動いてしまったり手術に抵抗して暴れることもあります．安全のために抑制帯で固定しますが，動くと擦れることがあります．

　また，手術台からの転落予防や患者自身の手で術野を触

れないように「医療者の手」で抑えることが必要になることもあります．

　患者が暴れることで，離被架やCアームに上肢をぶつけてしまうこともあります（図1）．そのときにスキン-テアが起こることがあります．外回り看護師は，Cアームの操作をしたりインプラントを術野に出したりしなければならないため，患者の観察が十分に行えない状況も生じます．そのときは麻酔科医にも協力を得て（鎮静を行うなど），患者の安全，スキン-テアの発生を予防することが必要です．

Step 2 手術室でのスキン-テア予防の特徴を知っておこう

　術中は，術野以外はドレープで覆われているのでラインやカテーテルなどが観察しにくくなるため，管理しやすいことが重要です．たとえば，病棟ではスキン-テア予防のためにアームカバーを装着しますが，「術中に点滴漏れが生じていないか」「点滴刺入部の緊満感がないか（観察や触診）」などをドレープ内で確認するので，観察しやすくするために，アームカバーの装着は難しくなります．

　また，患者が急変したり滴下不良により術中に追加してラインを確保することがありますが，その際にアームカバーを装着していると支障になります．麻酔管理を行いやすくするために術中は身体を観察しやすくし，処置を行いやすくしておく必要があります．

図1 離被架やCアームによるスキン-テアの発生

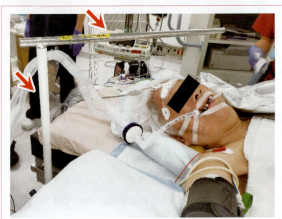

離被架
手術台のレールに取り付ける架台で、ドレープが顔面にかからないようにして麻酔管理や患者の状態を観察しやすくしている

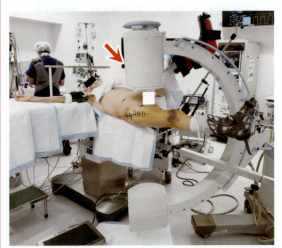

Cアーム
透視機能で手術中に患者内部の骨、血管、臓器などの状態を画像でモニターに映し出す機械

Step 3　スキン-テア発生のリスクを評価しよう

　スキン-テアの既往がある患者は，スキン-テアの予防と管理のアルゴリズムに沿って対策を実施します（図2）.

　スキン-テアの既往がない場合には，個体要因のリスクアセスメントを術前訪問時に行います．1項目でも該当すると「個体要因においてリスクあり」と判定します.

　個体要因（全身状態・皮膚の状態）で該当する項目があった場合は，外力発生要因のリスクアセスメントを行います．1項目でも該当すると「外力発生要因においてリスクあり」と判定します.

　手術室に入室後はアセスメントを行う時間もなく，準備もできないので，術前訪問や術前評価外来時に行うことが重要です.

Memo

Step 4 スキン-テアを予防しよう

1. 術前

●保湿

スキン-テア周囲の皮膚状態は乾燥していることが多くなります．そのため，術前からの保湿のスキンケア（図3）が重要です．

図3 保湿剤の一例

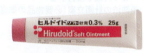

ヒルロイド®ソフト軟膏0.3%
（マルホ）

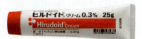

ヒルロイド®クリーム0.3%
（マルホ）

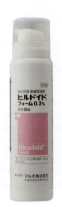

ヒルロイド®フォーム0.3%
（マルホ）

図2 術前からのスキン-テアの予防と管理

| 術 前 | カルテから患者情報や血液検査データの情報収集 |

個体要因のリスク 全身状態の確認：以下に該当するか

- □ 加齢(75歳以上)
- □ スキン-テアの既往
- □ 治療(長期ステロイド薬使用，抗凝固薬使用)
- □ 低活動性
- □ 過度な日光曝露歴(屋外作業，レジャー歴)
- □ 抗がん剤，分子標的薬治療歴
- □ 放射線治療歴
- □ 透析治療歴
- □ 低栄養状態(脱水を含む)
- □ 認知機能低下

| 術前外来・術前訪問 | スキン-テア発生リスクアセスメント：
予測して対策を検討する
→予防法の計画立案(必要物品の準備を含む) |

個体要因のリスク 視診，触診，病歴聴取で確認：以下に該当するか

- □ 医療用リストバンド
- □ 医療用テープ
- □ 抑制帯

- □ 四肢の皮膚状態
  - 乾燥 鱗屑，紫斑，水疱，ティッシュペーパー様 打撲の跡
  - 浮腫
- □ スキン-テアの既往 瘢痕の有無と部位

外力発生要因のリスク～患者情報

- □ 患者行動(痙攣，不随意運動，不穏行動)

外力発生要因のリスク～手術関連情報

麻酔管理	□ 脊髄くも膜下麻酔
	□ 硬膜外麻酔
	□ 鎮静下
体　位	□ ベッド移乗
	□ 特殊体位への体位変換(腹臥位，側臥位，砕石位，坐位など)
	□ 術中，体位変換あり
物　品	□ 抑制帯，医療用リストバンド
	□ 医療用テープ
機器・器具	□ 離被架
	□ Cアーム

> **手術室入室**　　**スキン-テアのリスクあり：スキン-テア対策の実践**

必要物品
- 粘着力の強くないテープ→スキナゲート™，キープ™シルク，シルキーテックス，シルキーポア，メピタック，優肌絆など
- 皮膜剤→キャビロン™，セキューラ®など
- 剥離剤→エンセタ™，ブラバ，キャビロン™など
- チューブ包帯→ストッキネット
- 綿包帯→オルソラップ
- 不織布ガーゼ→ハイゼ®ガーゼ，セコンダーゼ®，セントラーチ®など

ケア
- 粘着力の強くないテープを使う
- テープを貼付する部位に被膜剤を塗布する
- ストッキネットや綿包帯，不織布ガーゼなどで四肢を保護する，医療用リストバンドも同様に保護する
- 褥瘡予防に貼付するドレッシング材は多層性シリコンフォームドレッシングを用いる
- ベッド移乗時，体位変換時は人員を確保する，体幹や臀部，腰部をしっかりと支える
- 四肢を保持するときは上から握るのではなく下から支える
- ずれ解除は皮膚が擦れないようにスライディンググローブなどを用いて行う
- テープを剥がすときは剥離剤を用いて剥がす

> スキン-テアの一連のアルゴリズムは，実際には褥瘡発生リスクアセスメント，MDRPU発生リスクアセスメントと同時に行う．

日本創傷・オストミー・失禁管理学会：ベストプラクティス スキン-テア（皮膚裂傷）の予防と管理．照林社，2015．を参考に手術室用に作成

2. 術直前

❶体位変換の方法

スキン-テアの好発部位は四肢なので，四肢をつかまず下から支えます．また，四肢を保持するのではなく，肩部や腰部，臀部などをしっかりと支えて体位変換を行います．

人数の確保も必要です．1人の看護師が支えられる体重は15kgとされています．60kgの成人を体位変換するときには，4人と頭部を支えるために1人必要となり，最低でも5人の人員を確保します．

ストレッチャーからホールフレームに体位変換する際は，ホールフレームのサイドフレーム部分をクッションで保護して身体が擦れないようにします(図4)．

体位調整時は身体を引きずらずに持ち上げます．また，シーツのしわを伸ばすときも，引っ張らずに身体を持ち上げてからしわを伸ばします．

❷抑制帯の保護

アームカバーを装着する代わりに，タオルの上から抑制帯をするなどの方法で皮膚を保護します．

❸医療用リストバンドの保護

ネームバンドや留め具で擦れないように，不織布ガーゼや綿包帯などで保護します．

図4 ホールフレームの保護

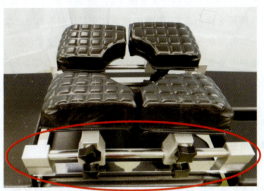

ホールフレーム
整形外科での脊椎後方手術で体幹を支えるために用いられる体位固定具．体位変換時にホールフレームのサイドレール（赤丸印内）に上肢が擦れてスキン-テアが発生することがある

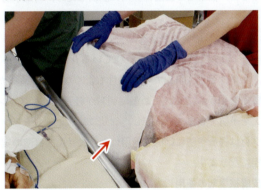

ホールフレームのサイドレールをクッションで保護して（赤矢印），体位変換を行う．術後も同様に行う

❹ずれ解除の仕方

スライディンググローブを使って，皮膚が擦れないようにずれ解除を行います．患者の皮膚に直接，触るのではなく，シーツの間から手を挿入してずれ解除を行います（図5）．

術中の患者は寝衣を着ていないためシーツの間から手を挿入するほうが滑りがよく，ずれ解除が行いやすくなります．このときにシーツにしわが寄らないように注意をしながら，ならすように行います．

❺多層性シリコンフォームドレッシングの貼付

手術室では褥瘡予防にフィルムドレッシング材が広く使われています．しかし，フィルムドレッシングは摩擦予防の効果しかないことに注意が必要です．

さらに，高齢者の皮膚は非常に脆弱なため，褥瘡予防とスキン-テア予防の2つの観点から，有効な多層性シリコンフォームドレッシングを貼付します．多層性シリコンフォームドレッシングに使われているシリコンのテープは，生体適合性が高いため追従性もよくなります．また，角質層を剥がしにくいため剥離刺激が軽減され，スキン-テアを予防できます．ただし，シリコンフォームドレッシング材は褥瘡予防には保険適用はありません．病院の実費負担になります．

❻皮膚被膜剤の使用

術中に留置されるチューブやラインは麻酔管理や生命維持に重要なため，テープが剥がれて抜けることがないように比較的粘着力が強いテープを使います．

高齢者は皮膚が脆弱なため皮膚被膜剤を塗布してからテープを貼付します．ただし，強固に固定しなければなら

図5 除圧方法

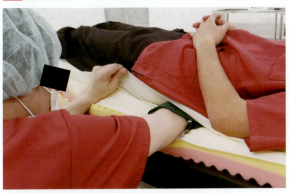

シーツの間から手を挿入して除圧する

ないラインもあるため,麻酔科医や執刀医に確認してから使用します.

3. 術中

●除圧の仕方

スライディンググローブを装着してウレタンフォームクッションを押し下げて圧を抜きます.シーツの間から手を挿入して圧を抜くのと同時に,しわが寄らないようにずれの解除を行います.

4. 術後

❶ベッド移乗時の方法

スライディングシートやスライディングボードなど,体位変換補助具を使って移乗します.四肢を保持するのではなく,肩部や腰部,臀部などを保持して移乗します.

❷ドレープ，対極板，テープの剥がし方

　ドレープを剥がすときは愛護的に剥がすように，医師にも協力を依頼します．医療用テープは180°折り返してゆっくりと皮膚を押さえながら水平方向に剥がします．剥離剤を使って愛護的にテープを除去します．

Step 5　スキン-テアの適切な処置を知っておこう

　手術室では専門医や皮膚・排泄ケア認定看護師に相談できるとは限らないため，主治医に報告をして，初期の応急処置として以下を行います．手術室での処置はあくまでも応急処置であって，病棟へ帰室後に適切に創処置を行ってもらうよう状況を病棟へ申し送ります．

　手術室での応急処置としては以下を行います[※]．

① 圧迫止血を行う．
② (可能であれば温生食で洗浄する)．
③ 皮弁を元の位置に戻す（湿らせた綿棒，手袋をした指，または無鈎鑷子で皮弁をゆっくりと元の位置に戻す）．
④ 皮弁がずれず，創周囲に固着しないように保護する．白色ワセリンを塗布し，非固着性ガーゼ（トレックス®）で保護して，医療用テープは使用せずに包帯などで固定する．
⑤ 創傷部の疼痛の有無と程度を確認する．
⑥ 帰室後に，形成外科，皮膚科にコンサルテーションし，シリコンが展延された創傷被覆材を貼付する．創傷被覆

※日本創傷・オストミー・失禁管理学会：ベストプラクティス スキン-テア（皮膚裂傷）の予防と管理．照林社，2015．を参考に手術室用に作成

は皮弁が生着するように安静を保つため約1週間で交換する．交換時に戻した皮弁が再度，剥がれないように創傷被覆材を除去する方向を記すことが重要である(図6)．

図6 創傷被覆材の剥離

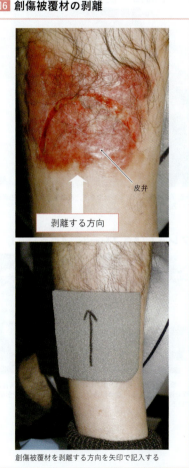

創傷被覆材を剥離する方向を矢印で記入する

> **事例** ホールフレームを用いた腹臥位での手術でスキン-テアが発生したがん患者

患者：Dさん，80代，男性．詳細は，p.79を参照

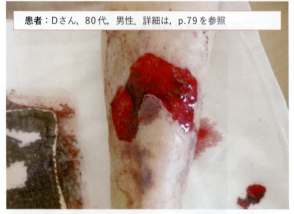

創縁を正常な解剖学的位置に戻すことができず，皮膚または皮弁の色が蒼白，薄黒い，または黒ずんでいる

●ホールフレーム（4点フレーム，4点支持器）

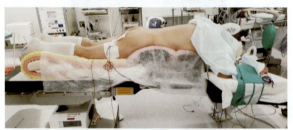

脊椎後方手術での腹臥位の体位固定に用いられる固定具．左右の前胸部2か所と腸骨部2か所の計4か所で体幹を支える．腹部の過剰な圧迫を避けることで出血量を軽減させる構造になっている

●手術室でのスキン-テアの予防の実際

❶術前

- **導入前**：骨転移があり，痛みのために仰臥位を保持することが難しかったため，下肢にクッションを挿入しました．下肢を保持する者とクッションを挿入する者を確保して，下肢を下から保持して，クッションが擦れないように挿入しました．

- **導入後**：医療用リストバンドで擦れるのを予防するために不織布ガーゼを挟みました．上肢と下肢はタオルを挟んで抑制帯で固定しました．

- **体位変換**：ストレッチャーからホールフレームへの体位変換は，人数を確保して，四肢は下から支えて，肩部や腰部，臀部などを保持して体位変換を行いました．

❷術中

- **四肢の除圧**：スライディンググローブを用いて行いました．四肢を持ち上げるのではなく，クッションを押し下げる方法で行いました．

- **皮膚の観察**：医療用リストバンドや抑制帯が直接，皮膚に接していないか観察をしました．顔面の除圧も愛護的に手を挿入して，クッションを押し下げて行いました．

❸術後

- **テープなどの剥離**：ドレープ，気管チューブや動脈ライン固定のために使用していた医療用テープなどは，剥離剤を用いて愛護的に除去しました．目パッチ，心電図パッチ，対極板は愛護的に剥がしました．

- **体位変換**：ホールフレームからストレッチャーへの体位

変換は，人数を確保して，肩部や腰部，臀部を支えました．四肢は下から支えるように愛護的に保持しました．

●スキン-テア発生要因と予防法の検討

- **発生要因**：手術終了後の体位変換時に左上肢がフレームにぶつかり擦れてしまったことでスキン-テアが発生しました．体位変換時に下側になる上肢は，患者の身体の下になるため医療者が下から支えるように把持するのが難しく，手術台や体位固定具に擦れることが避けられないこともあります．また，発生要因の知識が不十分だったことからホールフレームに上肢があたることを想定できていませんでした．

- **予防法の検討**：体位変換時には適切に四肢を把持することだけでなく，器具を保護する方法の検討も必要だと考えられます．スキン-テア発生時には，発生状況を確認して記録し，再発の予防計画につなげることが必要です．

- **教育**：医師・手術室看護師ともに，スキン-テアに関する知識が十分でないこともあります．スキン-テアの予防と管理のアルゴリズムの評価項目に「医療・介護メンバー教育」が含まれるように，スキン-テア予防には医療者が発生メカニズムを理解し，危険な状況に気づくことができなければなりません．

- **愛護的な取り組み**：スキン-テア予防は医療者が愛護的に取り組めるか否かに大きく左右されます．褥瘡やMDRPUと同様に，手術創以外のスキン-テアの発生を避けなければなりません．

- **患者・家族への説明**：スキン-テアは，医原性の外傷で

あり,褥瘡と同様にできる限り予防することが必要です.しかし,スキン-テアが発生した場合には主治医に報告し,医師が認識をしたうえで,主治医から患者家族へ説明をする必要があります.

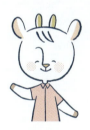

スキン-テアの予防は,私たち医療者が愛護的にケアできるかどうかに大きく左右されます.スキン-テア発生を避けるための予防ケアが重要です

引用・参考文献
1) 日本創傷・オストミー・失禁管理学会:ベストプラクティス スキン-テア(皮膚裂傷)の予防と管理. 照林社, 2015.

(吉村美音)

Memo

Part
2

がん薬物療法を
受ける患者の
スキンケア

手足症候群・皮膚乾燥のアセスメントとケア

ざ瘡様皮疹のアセスメントとケア

爪囲炎のアセスメントとケア

GVHD（移植片対宿主病）のアセスメントとケア

ストーマ周囲の皮膚障害の予防とケア

がん薬物療法を受ける患者のスキンケア❶

手足症候群・皮膚乾燥のアセスメントとケア

手足症候群が発生した事例

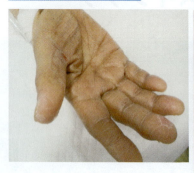
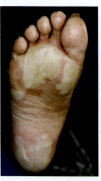

患者：Aさん，70代，女性，大腸がん（肝転移）
治療歴：mFOLFOX6，Cet/FOLFIRI，トリフルリジン・チピラシル，レゴラフェニブ

　レゴラフェニブ内服開始12日目より，足底と踵部に水疱が形成し，痛みが生じた．指示されていたステロイド外用薬を塗布したが，改善なくびらんを形成していた．前治療での皮膚障害の影響や副作用増悪時の休薬が遅くなったことが症状に強く関与している．

症状の評価：手足症候群Grade 3

> 15日目の外来受診では，「痛くて入浴もできないし，歩くこともできなくて四つん這いでトイレに行っています」と落胆していました．

手足症候群を予防できた事例

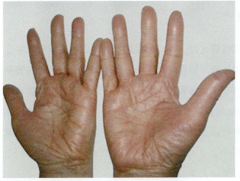

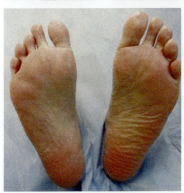

患者：Bさん，50代，女性．大腸がん術後
治療歴：手術後の補助療法XELOX8サイクル終了

XELOX4サイクルのころより皮膚の発赤と乾燥が出現した．常に手洗い後はヘパリン類似物質で保湿を行い，乾燥する冬はプロペトを併用していた．「皮膚が薄くなったとは思います．熱いお湯がしみることはありますが，日常で支障があることはなかったです」と術後補助療法が終了した．
症状の評価：手足症候群Grade1

手足症候群・皮膚乾燥とは

1. 定義

手足症候群とは，手掌や足底などの四肢末端部に生じる皮膚の発赤，腫脹，うずき，剥離，裂傷などの有害事象の総称です．有害事象共通用語規準の有害事象項目では，「手掌・足底発赤知覚不全症候群」[1]と記載されています．皮膚乾燥とは，「鱗屑を伴った汚い皮膚；毛孔は正常だが，紙のように薄い質感の皮膚に陥っている状態」[1]と定義しています．

2. メカニズム

薬物療法による皮膚障害が起こるメカニズムは明確になっていないこともありますが，細胞周期の短い細胞に作用する殺細胞性抗悪性腫瘍薬の特徴から，細胞周囲の短い皮膚や爪，毛母細胞などは抗がん薬の影響を受けやすいとされています．

発生頻度の高いフッ化ピリミジン系の抗がん薬では，汗，涙，唾液などに排泄される一部の抗がん薬の不変化体や代謝産物が直接作用し，皮膚障害として出現する可能性もあるとされています．また，体位や歩行運動による物理的刺激によって限局された皮膚への圧迫が加わり，毛細血管が破壊され，そこから抗がん薬が微量に漏れ出ることで手足症候群が起こるとも考えられています．

皮膚乾燥は殺細胞性抗悪性腫瘍薬の特徴（細胞周期の

短い細胞に作用する）からも多くのがん薬物療法で起こりやすく，手足症候群を引き起こす誘発症状の1つでもあります．皮膚乾燥においては，がんそのものによる影響下での栄養状態の変化や倦怠感，痛みによるスキンケア不足などのあらゆる側面からも発生しうる有害事象と考えられます．

● 手足症候群を出現しやすい主な抗悪性腫瘍薬

	一般名	商品名
殺細胞性抗悪性腫瘍薬	・フルオロウラシル	・5-FU
	・シタラビン	・キロサイド®
	・テガフール・ギメラシル・オテラシルカリウム配合剤	・ティーエスワン®
	・カペシタビン	・ゼローダ®
	・ドキソルビシン塩酸塩リポソーム製剤	・ドキシル®
分子標的治療薬	・ソラフェニブトシル酸塩	・ネクサバール®
	・スニチニブリンゴ酸塩	・スーテント®
	・レンバチニブメシル酸塩	・レンビマ®
	・エベロリムス	・アフィニトール®
	・レゴラフェニブ水和物	・スチバーガ®

3. 症状

　皮膚に炎症が起こると，痛みや痒みを伴います．患者は「いたがゆい」「むずがゆい」「ジンジンする」「ピリピリする」などと訴えます．皮膚乾燥による症状では，痒みが主な症状です．乾燥が増悪して亀裂が起こると痛みや出血が生じます．

　手足症候群では，皮膚の発赤や色素沈着が生じたあとに，皮むけや水疱，びらんが進行します．痛みが強くなると，手指で物をつかんだり靴を履くこと，立位保持が困難になります．

●手足症候群と皮膚乾燥の程度

	Grade 1	
手掌・足底発赤知覚不全症候群	疼痛を伴わない軽微な皮膚の変化または皮膚炎（例：紅斑，浮腫，角質増殖症）	
皮膚乾燥	体表面積の＜10％を占め，紅斑やそう痒は伴わない	

有害事象共通用語規準には，症状（Grade）を評価する際，「身の回りの日常生活動作の制限」と「身の回り以外の日常生活動作の制限」と記載されています[1].

　「身の回りの日常生活動作」とは，入浴，着衣・脱衣，食事の摂取，トイレの使用，薬の内服等，自立した生活を行ううえで必要な最低限の身の回りの動作をさしているので，手足症候群が原因で箸やスプーンを持てずに食事ができない症状はGrade 3と評価します.

　また，「身の回り以外の日常生活動作」とは，食事の準備，日用品や衣服の買い物，電話の使用，金銭の管理などをさしています.

Grade 2	Grade 3	Grade 4
疼痛を伴う皮膚の変化（例：角層剥離，水疱，出血，亀裂，浮腫，角質増殖症）；身の回り以外の日常生活動作の制限	疼痛を伴う高度の皮膚の変化（例：角層剥離，水疱，出血，亀裂，浮腫，角質増殖症）；身の回りの日常生活動作の制限	—
体表面積の10～30%を占め，紅斑またはそう痒を伴う；身の回り以外の日常生活動作の制限	体表面積の＞30%を占め，そう痒を伴う；身の回りの日常生活動作の制限	—

有害事象共通用語規準 v5.0 日本語訳 JCOG版より引用，改変
JCOGホームページ http://www.jcog.jp/

発生事例と予防事例，
何が違うの?

　あらゆる皮膚障害に共通した基本的な予防ケアは，皮膚の清潔を保ったうえで湿潤環境を保ち，外部からの物理的・化学的刺激から保護することです．この予防的ケアが適切に実施されるかどうかによって，手足症候群や皮膚乾燥の発生を予防することができます．

1. 保清

　皮膚は無菌に保つことは不可能であり，多数の毛穴と体毛があることから多くの細菌が存在します．通常は問題にならない細菌もがん薬物療法により皮膚が脆弱になったり，骨髄抑制が起こったりすることから，皮膚の障害を起こしやすく，さらに感染しやすい状態であるといえます．

　皮膚障害を重症化させないためには，常に皮膚を清潔に保つ必要があります．前述したように無菌状態にすることは不可能なので，日常生活の常識的な清潔行動を実施することが重要です．

予防ケアのポイント

皮膚の清潔を保ったうえで湿潤環境を保つ
- **保清**：日常生活の常識的な清潔行動を実施する
- **保湿**：保湿剤をこまめに使用して保湿を促す
- **保護**：物理的刺激を避け，紫外線も防護する

2. 保湿

皮膚は乾燥すると傷つきやすくなるため，皮膚には適度な潤いが大切です．特別な成分の保湿液よりも患者が日常の生活で使用しやすい保湿剤をこまめに使用して保湿を促します．塗布する量は，1 FTU（Finger Tip Unit）が手のひら2枚分です（図1）．また，熱すぎる温度での手洗いやシャワー浴等も乾燥を助長するため，ぬるま湯での洗浄を勧めます．

3. 保護

皮膚の保護という視点では，物理的に靴や衣服で圧迫しない，擦れないなどの留意が必要です．きつく締めつけるような靴下や常に擦れる部位のある履物は避けなければいけません．

また，紫外線からの防護も皮膚障害のための大切な予防的ケアなので，日焼け止めクリームや帽子・日傘などの工夫で紫外線から皮膚を防護する必要があります．

以下，手足症候群・皮膚乾燥の予防とケアの手順を紹介します．

図1 軟膏や保湿剤を塗布する目安

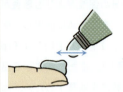

成人の人さし指の指先から第一関節までの長さ

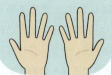

Finger Tip Unit

1FTUは約0.5g
1FTU＝大人の手のひら2枚分の面積に塗る量

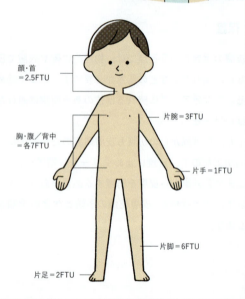

- 顔・首＝2.5FTU
- 片腕＝3FTU
- 胸・腹／背中＝各7FTU
- 片手＝1FTU
- 片脚＝6FTU
- 片足＝2FTU

Step 1 手足症候群発症のリスクを アセスメントしよう

1. がん薬物療法開始前のアセスメント

がん薬物療法前は，投与予定の抗悪性腫瘍薬の種類を見定めて特徴を考慮し，他の影響因子を確認して総合的にアセスメントする必要があります（表1）．

Aさんが使用しているレゴラフェニブは，手足症候群が高頻度に発生する薬剤です．また，がん薬物療法を繰り返し行っていること，過去の治療で皮膚障害が起こりやすいセツキシマブを使用していることから，皮膚の脆弱化も起こっています．また，病状の進行に伴い栄養状態の悪化や

表1 抗悪性腫瘍薬による皮膚障害に与える影響因子

治療関連	・投与薬剤 ・薬剤の投与量 ・投与薬剤の作用機序 ・併用治療（放射線，手術）
患者の病態	・基礎疾患の有無 ・低アルブミン血症の有無 ・骨髄抑制の時期 ・浮腫の有無 ・痛みの有無 ・倦怠感の有無
患者の状態	・皮膚状態（乾燥の有無・発汗状況など） ・日常的に行ってきたスキンケア ・セルフケア実施状況 ・身体の可動性 ・療養環境 ・日常着用している衣服や履物
その他	・季節（気温や湿度，日光の影響）

> **アセスメントのポイント**
>
> ❶ 投与予定の抗悪性腫瘍薬の特徴，影響因子を確認して
>   アセスメントする
> ❷ スキンケアの実施状況を患者・家族とともに確認する
> ❸ 骨髄抑制，亀裂等の皮膚障害の増悪がないか確認する
> ❹ 常に栄養状態に注意してアセスメントする

浮腫などの皮膚の変化も観察しておくべきです．Bさんに
投与しているカペシタビンも手足症候群が起こりやすい抗
悪性腫瘍薬です．

　皮膚障害のケアは継続的に自身で行うことが多いため，
患者の日常生活情報をふまえてセルフケアを支援していき
ます．

　皮膚に対する患者の関心度を確認し，皮膚障害への理解
を促します．とくに男性は女性と比較して，日常的に皮膚
の状態を観察してケアする習慣が少ないことが多く，個別
的な対応が大切です．"なぜスキンケアをする必要がある
のか"という理解を得たうえで日常のケアを指導していき
ます．

2. がん薬物療法中・後のアセスメント

　がん薬物療法開始前に説明したスキンケアを実施できて
いるか，患者・家族とともに確認します．適切にできてい
ることは継続できるように促し，できなかったケアについ
ては，原因を考え直し，代替方法やどのようにしたら可能
なのかを話し合っていきます．

3. 注意を要する合併症

がん薬物療法で総じて注意をしなければならない有害事象に，骨髄抑制があります．なかでも好中球減少が起こっている時期に手足症候群や皮膚乾燥による亀裂等の皮膚障害が増悪すると，皮膚の創部が感染源になります．皮膚障害そのものの症状が悪化するばかりか，敗血症を起こすリスクにもつながります．

また，担がん状態である場合は，低アルブミン血症に陥り，全身の浮腫を起こしやすく，皮膚自体の脆弱化が起こります．がん薬物療法を実施している患者の皮膚はとくに脆弱になりやすいため，常に栄養状態に注意してアセスメントする必要があります．

> **Step 2** 患者に予防的スキンケアを紹介しよう

1. セルフケアの重要性の理解を促す

皮膚障害は，早期に発見して適切な対処をとることで，二次障害や症状の増悪を防止できます．毎日の積み重ねであるスキンケアを患者自身と家族が実践し続けることが予防ケアにつながります．予防ケアである日々の皮膚の保清・保湿・保護が，手足症候群に対して最も有効であることの理解が大切です．

加えて，重症化するとがん治療の継続が困難になったり，QOLが著しく低下したりすることを説明することで，セ

ルフケア継続の動機づけになります．また，どのような症状がどのような時期に起こりやすいなどの具体的な説明を，パンフレットや動画を使用して伝えておくと効果的です．

**表2 皮膚障害予防のための
スキンケアのポイントと日常生活指導**

清潔の保持	❶毎日，皮膚を洗浄する ❷皮膚に刺激の少ない弱酸性の洗浄剤をよく泡立てて洗浄する ・市販の泡の洗浄剤を使用する選択もある ・ナイロン製のタオルは使用せずに柔らかいタオルや手で優しく洗浄する ❸洗浄剤成分はよく洗い流す ❹洗浄後は水分を押さえ拭きする
皮膚の保湿	❶入浴やシャワー浴，手洗い時には37℃前後のぬるま湯を使用する ❷長時間の入浴を避ける(20分程度を目安とする) ❸洗浄時に強く擦らない ❹洗浄後は保湿剤を塗布する ・食事前や排泄後などの手洗いのたびに保湿する習慣をつける ・入浴後の保湿剤の塗布はできるだけ早く行う(10～15分以内)
皮膚の保護	❶皮膚を圧迫したりぶつけたりして傷つけない ・家事などは手袋を使用する ❷皮膚をしめつけない ・ゆるめの靴下や靴を着用する ❸日光にあたらないようにする ・日常生活上で帽子，日傘，手袋などを活用する ・日焼け止めクリームを塗布する 　(SPF値15～30，PA++～+++程度) ・日焼け止めクリームは，汗などで落ちるため2～3時間でこまめに塗り直す ❹爪は深爪をしないようにカットして整える ・保護のためにマニキュアを使用してもよい

2. スキンケア方法を獲得してもらう

　皮膚を清潔に保つためには，毎日のシャワー浴が必要です．外的刺激から守るため，洗浄するタオルは低刺激性の木綿などを選ぶこと，手で洗浄することが大切です．また，皮膚乾燥がある場合には，炊事や掃除・洗濯などの家事の際に手袋を装着すると乾燥の悪化を防ぎます．

　表2に示した内容を患者自身が実際に体験して，保湿の程度などを感触で理解してもらいます．保湿するために，図2に示した保湿剤を使用します．

図2 保湿剤の一例

ヘパリン類似物質

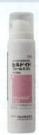

ヒルロイド®ソフト軟膏0.3%　　ヒルロイド®フォーム0.3%
（マルホ）　　　　　　　　　　（マルホ）

尿素

ケラチナミンコーワ
20％尿素配合クリーム（興和）
第3類医薬品

ワセリン

- 白色ワセリン
- プロペト®（丸石）

Step 3　がん薬物療法中の手足症候群の程度を確認しよう

　看護師は，手足症候群の症状の程度を適切に評価していくという大切な役割を担います．症状の評価は，治療の継続や投与量の減量・中止を判断する基準となります．

　Aさん・Bさんともに外来で実施する薬物療法なので，ご自身で皮膚の状態をモニタリングできるように指導します．Aさんのように立位困難になる前に受診行動ができる指導が必要です．

Step 4　手足症候群の程度に合わせて処置を実践しよう

1. 皮膚に炎症や痛みがある場合

　手足症候群の初期症状は，発赤と腫脹であることが多いです．表皮が薄く緊張が増し，刺激に対して敏感になります．このような症状が出現した際には，症状が起こっている部位への刺激を減らして皮膚の安静を促します．

　Bさんの場合は，内服薬のシートの開封を手伝ってもらったり，足にクッション性のある靴下を着用したりする工夫が大切です．炎症が強い場合は，消炎症効果のあるアズノール軟膏やステロイド外用薬を使用します．痛みの対応では，NSAIDsやプレガバリンの投与が有効となることもあります．

> ## ケアのポイント
> ❶炎症や痛みがある場合は，その部位への刺激を減らして皮膚の安静を促す
> ❷損傷やびらんが出現した場合は，ぬるま湯を用い洗浄剤をよく泡立てて洗浄する
> ❸洗浄時に強い痛みを伴う場合は生理食塩水で洗浄し，水分除去後に保湿する

2. 皮膚の損傷，びらんが出現した場合

損傷やびらんが生じている皮膚には，正常なバリア機能がありません．外部からの刺激や細菌の侵入に対して弱くなっています．弱くなっているため保清・保湿・保護の基本的な予防ケアを継続する必要がありますが，強い痛みを伴うため慎重なケアが求められます．人肌程度のぬるま湯を準備して，洗浄剤をよく泡立てて摩擦を減らします．

洗浄自体に強い痛みを伴う場合は，生理食塩水で洗浄するとしみることが少なくケアできます．洗浄後は，清潔なガーゼなどを押さえるように水分を除去した後に保湿します．治療薬は，strongestのステロイド外用薬を使用します．滲出液が多い場合には，ポリウレタンフォームドレッシング材などを使用します．

Memo

Step 5 有効的なセルフケア支援ができるよう 継続的にサポートしよう

　がん薬物療法の治療の場は，外来へ移行しています．看護師は，短時間で患者の状態をアセスメントして有効なセルフケア支援を行う重要な役割を担っています．がん薬物療法薬自体の開発が進み，長期的に継続できる治療薬も増えてきました．

　皮膚障害は，部位や程度によりQOL低下の原因になり，重症化すると治療中止にまで至ります．重症化する前のサインを見逃さないように，患者・家族がセルフモニタリングして適切な行動がとれるよう常に確認して評価することが大切です．このような継続的な支援が患者・家族が薬物療法を続けながら生活する自信や安心感につながるものと考えます．

Memo

引用・参考文献

1) 日本臨床腫瘍研究グループ：有害事象共通用語規準 v5.0 日本語訳JCOG版.
   http://www.jcog.jp/assets/CTCAEv5J_20220901_v25_1.pdf
   （2024年11月閲覧）
2) 小島千恵美：皮膚障害. がん化学療法ケアガイド, 第3版（濱口恵子ほか編）,
   p.232-251, 中山書店, 2020.
3) 清原祥夫：手足症候群. がん患者のアピアランスケア（野澤桂子ほか編）, p.104-
   109, 南山堂, 2017.
4) 梅田知寿子：手足症候群. がん看護, 25(2)：176-179, 2020.
5) 内川聡美：皮膚障害（RASH・HFS・爪障害）. がん看護, 20(4)：427-434,
   2015.

（長崎礼子）

がん薬物療法を受ける患者のスキンケア❷

ざ瘡様皮疹の
アセスメントとケア

ざ瘡様皮疹が発生した事例

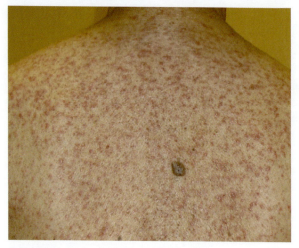

患者：Cさん，50代，男性．肺がん
EGFR阻害薬エルロチニブ（タルセバ®）を投与
ざ瘡様皮疹 Grade 3

頭部や顔面以外に，項部，胸部，上背部，下腹部にも好発します

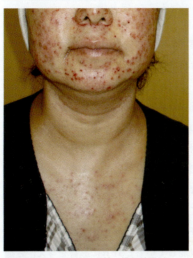

患者:Dさん,50代,女性.横行結腸がん
抗EGFR抗体薬パニツムマブ(ベクティビックス®)を投与
ざ瘡様皮疹Grade 2

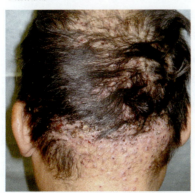

患者:Eさん,70代,男性,大腸がん
抗EGFR抗体薬パニツムマブ(ベクティビックス®)を投与
ざ瘡様皮疹Grade 2

ざ瘡様皮疹とは

　分子標的治療薬である上皮成長因子受容体（EGFR）阻害薬は，特徴的な皮膚障害を引き起こすことが知られていますが，その１つにざ瘡様皮疹があります．

　分子標的治療薬は，全身の細胞を攻撃し殺細胞的に作用していた従来の抗悪性腫瘍薬とは違い，がん細胞の増殖や分化にかかわる標的分子のみに作用する薬です．EGFRは，がん細胞で過剰発現していますが，もともと皮膚のさまざまな細胞で発現し，皮膚，毛包，爪の増殖や分化に関与しています．

　そのため，EGFR阻害薬を投与することにより，皮膚や毛包で正常に機能しているEGFRに影響を与え，ざ瘡様皮疹（角化異常，角栓形成や毛包の炎症）が生じるといわれています．

●ざ瘡様皮疹の重症度分類

Grade 1	Grade 2
体表面積の＜10％を占める紅色丘疹および/または膿疱で，そう痒や圧痛の有無は問わない	体表面積の10〜30％を占める紅色丘疹および/または膿疱で，そう痒や圧痛の有無は問わない；社会心理学的な影響を伴う；身の回り以外の日常生活動作の制限；体表面積の＞30％を占める紅色丘疹および/または膿疱で，軽度の症状の有無は問わない

EGFR
epidermal growth factor receptor
上皮成長因子受容体

● ざ瘡様皮疹の発現機序

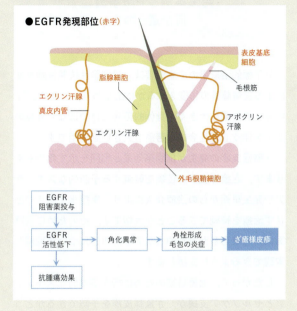

Grade 3	Grade 4
体表面積の > 30％を占める紅色丘疹および/または膿疱で、中等度または高度の症状を伴う；身の回りの日常生活動作の制限；経口抗菌薬を要する局所の重複感染	生命を脅かす；紅色丘疹および/または膿疱が体表のどの程度の面積を占めるかによらず、そう痒や圧痛の有無も問わないが、抗菌薬の静脈内投与を要する広範囲の局所の二次感染を伴う

有害事象共通用語規準 v5.0 日本語訳 JCOG版より引用，改変
JCOGホームページ http://www.jcog.jp/

発生事例と予防事例，
何が違うの？

　分子標的治療薬の皮膚障害は，殺細胞性抗悪性腫瘍薬による皮膚障害の頻度をはるかに上まわり，患者のQOLに与える影響は大きく，身体的苦痛だけではなく外見の変化を伴う心理社会的な苦痛も大きい副作用です．

　ざ瘡様皮疹の発生が抗腫瘍効果と相関を示す報告もあります．ざ瘡様皮疹の苦痛を軽減する予防的なスキンケアや発生早期からの治療介入により，重症化を防ぎ中断せず治療を継続できることが大切です．そのために看護師は，患者自身が日常的なケアや対処法について理解し実践できるように支援します．

　したがって，治療継続のために行う基本的なスキンケアとセルフケア支援が，ざ瘡様皮疹を予防できるかどうかの大切なポイントとなります．

1．ざ瘡様皮疹の予防と治療

　ざ瘡様皮疹は，①皮膚の状態を良好に保つこと，②早期に発見すること，③適切に対処することで重症化を防ぐことができます．そのため，治療の基本は，症状や程度にかかわらず，保清，保湿，刺激からの保護と，外用薬と内服抗菌薬による治療です（図1）．

2．セルフケアへの支援

　患者が主体的にセルフケアするためには，症状の徴候

図1 ざ瘡様皮疹の治療

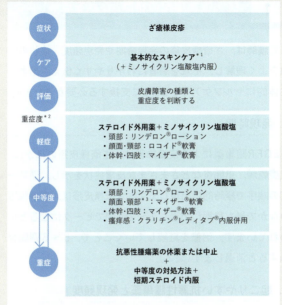

- *1 「保清」「保湿」「刺激からの保護」に加え、皮膚の「観察」を行うこと
- *2 〈軽症〉
  軽い皮膚症状があるが不快な自覚症状はなく、日常生活には支障はないこと
  〈中等症〉
  皮膚症状が明らかにあり、不快な症状を時に感じ、日常生活の作業に支障があること
  〈重症〉
  皮膚症状が強く、不快な自覚症状を常に感じ、日常生活の作業が著しく制限されること
- *3 ステロイド外用薬を使用して1か月以上軽快しない場合は、細菌性毛包炎を疑う

にいち早く気づき対処できる知識と技術が必要です．大切なことは，スキンケアの重要性を理解しセルフケアを継続することです．そのために，治療開始前より多面的な視点でセルフケアに関するアセスメントを行い，治療期間を通して患者のセルフケアを支援することが看護師の重要な役割となります．

以下に，セルフケア支援の実際について紹介します．

| Step 1 | 抗悪性腫瘍薬の特徴と症状を理解しよう |

　看護師は，ざ瘡様皮疹の発現時期や発現頻度，症状の特徴をよく理解し，それを患者にわかりやすく伝え，患者が主体的にセルフケアできるように支援する必要があります．

1. 発現時期

　EGFR阻害薬による皮膚障害は，ざ瘡様皮疹のほかに，皮膚乾燥，爪囲炎などさまざまな皮膚症状を示し，通常一定の順序で経時的に出現します．ざ瘡様皮疹は，皮膚障害のなかで最も早期に出現し1〜2週間でピークになるといわれています．治療を継続していくことで，5〜6週間経過すると消退します（図2）．

2. 起こりやすい抗悪性腫瘍薬と発現頻度

　代表的な薬剤として，セツキシマブ（アービタックス®），パニツムマブ（ベクティビックス®），ゲフィチニブ（イレッサ®）があります．肺がんや乳がん，頭頸部がんなどのが

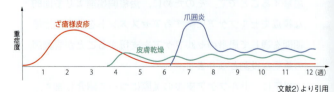

図2 EGFR阻害薬に伴う皮膚症状の臨床経過

文献2）より引用

ん種で承認されているEGFR阻害薬を表1に示します.

3. 症状

　症状の特徴は，急速に悪化する毛穴に一致したニキビ様の皮疹(紅色丘疹)として現れます．好発部位は，顔，頭部，前胸部，下腹部，背部などです．個疹が大型で痛みや灼熱感を感じることがあります．一部に膿疱を伴うこともありますが，尋常性ざ瘡(ニキビ)と異なり細菌感染を伴いません．

　患者は症状について，「急にブツブツができてきた」「ニキ

表1 ざ瘡様皮疹が発現しやすいEGFR阻害薬と発現頻度

一般名	商品名	適応がん種	発現頻度(%)
ゲフィチニブ	イレッサ®	非小細胞肺がん	64.9
エルロチニブ塩酸塩	タルセバ®	非小細胞肺がん膵がん	非小細胞肺がん61.6[※1]膵がん(併用)65.3[※1]
アファチニブマレイン酸塩	ジオトリフ®	非小細胞肺がん	88.3[※2]
オシメルチニブメシル酸塩	タグリッソ®	非小細胞肺がん	42.8
ダコミチニブ水和物	ビジンプロ®	非小細胞肺がん	48.9
アミバンタマブ	ライブリバント®	非小細胞肺がん	94
ラパチニブトシル酸塩水和物	タイケルブ®	乳がん	67.0[※3]
セツキシマブ	アービタックス®	結腸・直腸がん頭頸部がん	54.4
パニツムマブ	ベクティビックス®	結腸・直腸がん	48.0

※1：ざ瘡様皮疹等の発疹
※2：全身性発疹・斑状丘疹性および紅斑性皮疹
※3：発疹関連事象：発疹，ざ瘡，紅斑，丘疹，皮膚炎，毛包炎および膿疱性皮疹

　　　各薬剤の添付文書，インタビューフォーム，適正使用ガイドより筆者が作成

127

ビがたくさんできてきた」「ニキビのようなものがひどくなって，膿がたまってきた」などと表現します．患者は治療開始から次の受診日もしくは治療開始直後より，自宅で皮膚障害を経験する可能性があり，驚きや不安を感じることは少なくありません．

ここで重要なのは，「皮膚障害の発現と抗腫瘍効果は相関するとの報告があり，治療効果のバロメーターになる」ということです．安易な投与中断や中止は避けなければなりません．基本的なスキンケアを継続すること，症状が悪化した場合には，EGFR阻害薬を休薬・減量することで治療を継続することができます．

図3のような症状が出現しても，あわてず対処していくことが重要です．あらかじめ患者と家族には，「いつ，どのような症状が出現し，どのような経過をたどるのか」について理解できるように説明します．パンフレットや指導文書を用いて，必ず理解してほしいことはメモや蛍光ペンでマーカーをするなど工夫しましょう．

図3 ざ瘡様皮疹の症状

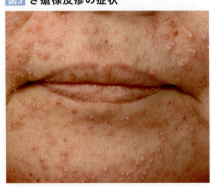

抗EGFR抗体薬セツキシマブ（アービタックス®）によるもの．Grade 2. 膿疱は基本的に無菌性である

Step 2　ざ瘡様皮疹のリスクをアセスメントしよう

皮膚障害のリスクをアセスメントします．皮膚障害に影響を及ぼす因子が多いほど，患者へのセルフケア指導が重要となります．

皮膚障害やスキンケアに対する関心度は，年齢や性別など個人差が大きいことも念頭におきましょう．男性は，日常的に化粧やスキンケアをしている女性と違い，スキンケアに馴染みがない人も多いです．たとえば，ひげ剃りは電気シェーバーの使用が望ましいため，カミソリなどを使用していないか，入浴，洗顔，洗髪などの清潔習慣について，具体的に質問してアセスメントしましょう（表2）．

表2　皮膚障害に影響する因子①：治療開始前

抗悪性腫瘍薬の種類と特徴	・投与される薬剤の種類，投与量，スケジュール，薬剤の作用機序，皮膚障害の発現頻度と程度
抗悪性腫瘍薬の治療歴	・前治療における皮膚障害の経験，前治療の影響，皮膚障害以外の副作用，現在苦痛となる症状の有無
患者の皮膚の状態	・基礎疾患，皮膚の乾燥・湿潤状態，皮膚損傷の有無，発汗，角化異常（鶏眼，胼胝）の有無，白癬の有無
生活環境	・日常生活習慣，職業（屋外作業，立ち仕事，接客業など業務内容），趣味，身につけている衣類や靴の種類
セルフケア能力	・治療および皮膚障害の理解度，スキンケアの知識，日常のスキンケア方法，基本的なスキンケアの実践力
社会的背景	・年齢，性別，家族構成，家族のサポート状況，社会資源の活用の有無
心理的背景	・治療に対する思い，不安，経済的な問題，家族の問題など

p.130に続く

表2 皮膚障害に影響する因子②：治療継続中

皮膚障害の発現状況	・症状の発現時期，程度，重症度評価，自覚症状，使用薬剤の効果，日常生活への影響
セルフケアの実践状況	・スキンケアの実践状況（保湿剤や治療薬の塗布量，回数），外的刺激からの保護状況（紫外線予防対策，衣類・装飾品および靴の選択，皮膚が汚れやすい作業時の手袋の着用），保清状況，室内環境の調整
セルフケア能力	・症状に合わせた対処ができているか，医療者に症状・困ったことを伝えられているか，心理社会的負担
多職種との連携状況	・検討したケアや指導内容および皮膚の写真撮影の記録，社会資源の活用の検討，皮膚科や多職種チームの介入

Step 3 スキンケア方法について紹介しよう

　スキンケアは，治療が決定したらすぐに日常生活に取り入れていくことがポイントです．スキンケアの基本は，「保清」「保湿」「刺激からの保護」＋「観察」です．

　「保清」とは皮膚を清潔に保つこと，「保湿」は皮膚に潤いを与えることです．「刺激からの保護」とは紫外線などの刺激を避けることや身体に傷をつくらないなど，皮膚に負担を与えないことです．「観察」は，かゆみや痛みなどの自覚症状だけではなく皮膚をよく観察して状態を知ることです．

　以下，基本的なスキンケアを指導するときの会話のポイントをあげます．

◆保清のポイント「皮膚は清潔に」

・皮膚が汚れたら洗いましょう．
・洗浄剤は低刺激性（添加物の少ない，弱酸性），よく泡立

てましょう.

- 泡は，逆さにしても垂れてこないような硬さがよいでしょう.

- 泡状で出てくるポンプ式洗浄剤を利用してもよいでしょう.

- 流水でていねいに洗い流しましょう.

- 鼻と額は皮脂が多いため，とくにていねいに洗いましょう.

- 水分を拭くときは，擦らず，軽く押さえるようにしましょう.

- ボディタオルは，ナイロン製のものは避けましょう.

◆**保湿のポイント「皮膚を乾燥させない」**

- 保湿ケアに使用するローションやクリームは，香料や添加物が少なく，アルコール成分が入っていないものを選び，たっぷり塗りましょう.

- 手洗いや入浴後は，水分の押さえ拭きを行い，皮膚がしっとりしているうちに保湿ケアを行います.

- 入浴後は皮膚が水分を吸収している 15 分以内に塗布すると保湿効果が高いので，保湿剤などは脱衣室や洗面化粧台などに準備しておくとよいでしょう.

- 保湿剤を使用した後は，手袋や靴下で皮膚を保護するとより効果が保持できます.

- 熱いお湯（40℃以上）の使用は避けましょう.

◆**刺激からの保護のポイント**
「皮膚への負担はなるべく避ける」

- 紫外線対策として，帽子，日傘，長袖，手袋の着用で皮膚の露出を避けてください.

Part
2

がん薬物療法を受ける患者のスキンケア

- 日焼け止めのローションやクリームを使用するときは，アルコールや添加物の少ないものを使用しましょう．
- 日焼け止めは，汗や皮脂などで落ちてしまい，持続効果には限界があるので繰り返し塗ることが大切です．
- お化粧をしている時間は可能なかぎり短くしましょう．
- お化粧する前に，十分な保湿ケアを行いましょう．
- ファンデーションを塗るときは，横滑りではなくパッティングするようにつけ，毛穴を埋めないようにポイントメイクなど工夫しましょう．
- クレンジングは，オイル，クリーム，ジェルタイプがありますが，一般的にオイルタイプは洗浄力が強く，皮膚の負担が強いので避けましょう．
- ひげを剃る前に，蒸しタオルなどで皮膚やひげを軟らかくしましょう．
- ひげ剃りは皮膚に負担の少ない電気シェーバーを使用し，使用後はシェーバーを洗浄・消毒しましょう．

◆観察のポイント

「適切なケアを継続するために皮膚の状態を確認する」

- 皮膚の色や潤いの状態，傷などがないか，症状の程度など全身を確認しましょう．
- 入浴時は，全身の皮膚を観察する最大の機会のため，観察が難しい場所は手鏡を使用したり，家族などに見てもらいましょう．
- かゆみや痛み，チクチク感，カサカサ感などの自覚症状を無視せず医療者に報告しましょう．

Step 4	ざ瘡様皮疹を コントロールできる方法を検討しよう

ざ瘡様皮疹の治療は，前述のスキンケアの基本（保清，保湿，外的刺激からの保護，観察）と，主にステロイド外用薬と内服抗菌薬を用いて行います．内服抗菌薬は，細菌による抗菌作用よりも抗炎症作用を期待しており，テトラサイクリン系抗菌薬を用います．ステロイド外用薬は，塗布部位によって吸収率が異なるため注意が必要です．顔，頭皮，体幹，四肢で薬効の異なる外用薬を用います（図4）．

ざ瘡様皮疹は，それ自体が致死的で重篤になった例はほとんどありませんが，患者のQOLを低下させ，闘病意欲が削がれてしまうことが多くあります．軽微な症状であっても患者の体験をていねいに聴取し対処しましょう．

Step 5	セルフケアが継続できるように サポートしよう

患者のセルフケアが継続できるように，以下のように支援しましょう．

- 患者との対話を通して，実際に行われているケアや対処についてていねいに確認します．
- 理解度を確認しながら予測される経過を説明します．
- スキンケアの知識と基本的なスキンケアの習得状況を確認します．
- 不足しているセルフケアを明らかにして，実践可能な方法を一緒に検討します．

図4 ステロイドの吸収率とステロイド外用薬の使い分け

	軽症	中等症
頭皮	strong ローション剤	very strong ローション剤
顔面	medium〜strong 軟膏またはクリーム	medium〜very strong 軟膏またはクリーム
体幹・四肢	strong〜very strong 軟膏またはクリーム	very strong〜strongest 軟膏またはクリーム

●ステロイドの吸収率

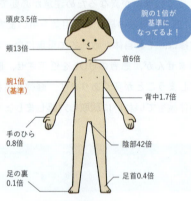

頭皮3.5倍
頬13倍
首6倍
腕1倍（基準）
背中1.7倍
手のひら0.8倍
陰部42倍
足の裏0.1倍
足首0.4倍

腕の1倍が基準になってるよ！

●ステロイド外用薬の作用強度

強度	薬剤
strongest	・ジフラール®軟膏 ・デルモベート軟膏
very strong	・マイザー®軟膏 ・マイザー®クリーム
strong	・リンデロン®V軟膏 ・リンデロン®ローション ・リンデロン®VGクリーム
medium	・ロコイド®クリーム ・アルメタ®軟膏 ・パルデス®軟膏

（強い↑　弱い↓）

- 抗悪性腫瘍薬の減量や休薬が判断された場合は，不安が強くなることがあるため，皮膚障害を重症化させないことが治療継続につながることを伝えます．
- 外見の変化に苦痛を感じている場合は，その苦痛を理解して患者のニーズに合わせて支援します．

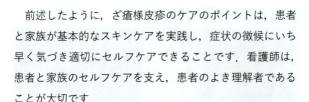

　前述したように，ざ瘡様皮疹のケアのポイントは，患者と家族が基本的なスキンケアを実践し，症状の徴候にいち早く気づき適切にセルフケアできることです．看護師は，患者と家族のセルフケアを支え，患者のよき理解者であることが大切です．

　セルフケアにより症状の改善がみられることを患者や家族が実感できることは，症状マネジメントに自信がもてるだけでなく，治療を継続しながら生活できるという自信にもつながります．患者や家族のもつ力にはたらきかけながら，その人らしく生活できるよう支援しましょう．

引用・参考文献
1) 日本臨床腫瘍研究グループ：有害事象共通用語規準 v5.0 日本語訳JCOG版．
   http://www.jcog.jp/assets/CTCAEv5J_20220901_v25_1.pdf
   （2024年11月閲覧）
2) 武田薬品工業：ベクティビックス適性使用ガイド．第6版，2020．
3) 遠藤久美ほか：分子標的治療薬とケア．がん看護実践ガイド，医学書院，2016．
4) 福村直樹：がん薬物療法に伴う皮膚障害アトラス＆マネジメント．p.20, 金原出版，2018．
5) 山本有紀ほか：EGFR阻害薬に起因する皮膚障害の手引き（2020年改訂版）——皮膚科・腫瘍内科有志コンセンサス会議からの提案．Prog Med, 40: 1315-1329, 2020．
6) 清原祥夫：分子標的薬による皮膚障害とその対策．臨床外科，67(7)：871, 2012．
7) 野澤桂子ほか：臨床で活かすがん患者のアピアランスケア．南山堂，2017．

（根上リサ）

がん薬物療法を受ける患者のスキンケア❸

爪囲炎の
アセスメントとケア

爪囲炎が増悪した事例

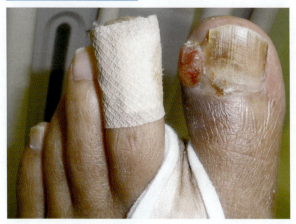

患者：Fさん，60代，男性．大腸がん
セツキシマブ投与開始32週後，Grade 3の爪囲炎が発生した

> 爪囲炎が重症化すると，
> 苦痛はもちろん，
> ボディイメージも変容するので，
> 患者さんのQOLを
> 著しく低下させてしまいます

爪囲炎の重症化を予防できた事例

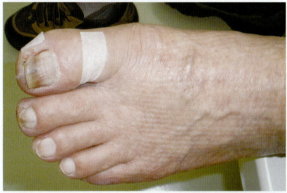

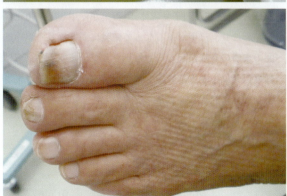

患者：Gさん，70代，男性，大腸がん

セツキシマブ投与開始28週後，Grade 2にて処置（スパイラルテーピング，ステロイド外用薬，ミノサイクリン塩酸塩内服）を開始し，2週後にはGrade 1に軽減した

爪囲炎とは

爪囲炎とは，爪周囲の皮膚が炎症を起こしている状態であり，発赤や腫脹，痛みを伴うことがあります．また，重症化すると出血したり，肉芽を形成することもあり，患者の苦痛だけでなく，ボディイメージを変容させ，患者のQOLを著しく低下させます．爪囲炎の重症度は，Grade 1～3に分類されています[1]．

発生のメカニズムは，増殖・分化が活発な爪母細胞にEGFR（上皮成長因子受容体）阻害薬が作用して，角化異常が起こり，爪甲が薄くなって刺激に弱くなり，爪の周囲の皮膚の炎症が起こると推測されています．EGFRは腫瘍以外にも表皮基底細胞や脂腺細胞など表皮のさまざまな組織に発現しており，皮膚や毛包，爪の増殖や分化に関与しています．

●爪囲炎の重症度分類

Grade 1	Grade 2
爪襞の浮腫や紅斑；角質の剥脱	局所的治療を要する；内服治療を要する（例：抗菌薬/抗真菌薬/抗ウイルス薬）；疼痛を伴う爪襞の浮腫や紅斑；滲出液や爪の分離を伴う；身の回り以外の日常生活動作の制限

EGFR
epidermal growth factor receptor
上皮成長因子受容体

増悪事例と重症化予防事例, 何が違うの?

　爪囲炎は, 発生しやすい薬剤と発生時期が明らかになっているため, 発生時期を特定することができます. そのため, その発生リスクを把握し, 基本的なスキンケアを実施すること, 症状が発生したら, 炎症を抑制するためのステロイド外用薬の塗布や症状を悪化させないためのテーピング, 爪の切り方の工夫, 抗菌薬の内服, 外科的治療など, 症状に合わせた対処をできるだけ早期から開始することが必要です.

　さらに, 患者の特性や生活状況に合わせて実行可能なケアや処置を継続していくことが重要です.

　以下に, 爪囲炎の予防とケアの手順等を紹介します.

Grade 3	Grade 4
外科的処置を要する;抗菌薬の静脈内投与を要する;身の回りの日常生活動作の制限	—

有害事象共通用語規準 v5.0 日本語訳 JCOG版より引用, 改変
JCOGホームページ http://www.jcog.jp/

Step 1 爪囲炎のリスクを確認しよう

EGFR阻害薬を含むがん薬物療法を受ける患者に爪囲炎が発生することが知られているため，表1のようなEGFR阻害薬を投与することが決定したら，予防的にスキンケアを開始する必要があります．

また，投与開始後，6〜8週が経過したころに発生することが多く（図1），ざ瘡様皮疹や皮膚乾燥などの他の症状に比べて比較的遅く発生するため，発生時期を把握することが重要です．

表1 爪囲炎を起こしやすいEGFR阻害薬

一般名	商品名	皮膚障害
セツキシマブ	アービタックス®	ざ瘡様皮疹 乾皮症 瘙痒感 爪囲炎
パニツムマブ	ベクティビックス®	
エルロチニブ塩酸塩	タルセバ®	
ゲフィチニブ	イレッサ®	
オシメルチニブメシル酸塩	タグリッソ®	
アファチニブ	ジオトリフ®	
ダコミチニブ水和物	ビジンプロ®	
ラパチニブトシル酸塩水和物	タイケルブ®	

図1 EGFR阻害薬に伴う皮膚症状の臨床経過

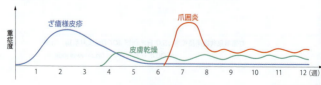

文献2)より引用

Step 2 予防的スキンケアに必要な物品を準備しよう

　爪囲炎に対する予防的スキンケアには，洗浄剤と保湿剤が必要です．洗浄剤は，皮膚のpHに近い弱酸性や低刺激性のものを選択するとよいとされていますが，ふだんから使用しているものでも症状が悪化しなければ使用しても構いません．

　また，保湿剤も同様に，市販のものを購入する場合は，低刺激性のものを選択するとよいでしょう．医師から処方してもらう場合は，ヘパリン類似物質やワセリンなどを処方してもらいます．尿素含有クリームも保湿効果をもっていますが，亀裂などがある場合は刺激があるため避けましょう．

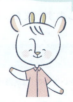

Step 3 予防的スキンケアを開始しよう

　爪囲炎に対する予防的スキンケアの原則は，❶清潔を保つ，❷保湿する，❸刺激を最小限にするの3つです．

　皮膚を清潔に保ち感染を併発させないようにすること，保湿することで皮膚のバリア機能を補う，そして，外的刺激を最小限にすることで症状の発生や悪化を予防することが重要です．

1. 清潔を保つ

　洗浄剤をよく泡立ててやさしく洗い，ぬるま湯でよく洗い流すことが重要です．まれに患者が刺激になると考えて何日も洗浄しないことがありますが，泡立てた洗浄剤を爪周囲にのせて愛護的に洗浄し，よく洗い流すようにします．

2. 保湿する

　入浴後やシャワー後は乾燥が助長されるため，保湿剤をたっぷりと塗布します．また，入浴後だけでなく，1日に

予防的スキンケアのポイント

保清 ❶刺激の少ない洗浄剤（低刺激性洗浄剤など）により愛護的に皮膚を洗浄する
❷微温湯（熱い湯は避ける）を使用して角質や汚れをやさしく除去する

保湿 ❶入浴後やシャワー後は保湿剤をたっぷりと塗布する
❷1日に2回以上，保湿剤を塗布する

保護 ❶締めつける靴を履かないように指導する
❷スクエアカットで爪を切る

2回以上，保湿剤を塗布することが乾燥予防につながるため，推奨されています．

3. 刺激を最小限にする

清潔を保ち，爪が爪周囲の皮膚に食い込まないようにすることが重要なので，締めつけるような靴を履かないように患者に指導します．そして，爪の切り方は，スクエアカット（図2）を行うための工夫が必要です．

これらのスキンケア以外にも，予防的な抗菌薬の内服も有用とされています．海外のSTEPP試験において，パニツムマブ投与前日から予防的治療（毎日起床時に保湿剤，就寝前にステロイド外用薬を塗布およびドキシサイクリン100mgを1日2回服用）を行った群では，皮膚症状の発生後に治療を行った群と比較して，爪囲炎を含む皮膚症状の発現頻度が低下するという報告があります．

筆者が所属する施設では，皮膚症状への試みとして，予防的治療を取り入れて治療開始日よりミノサイクリンの内服と保湿剤の塗布を実施しています．

図2 爪の切り方（スクエアカット）

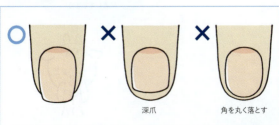

爪が爪周囲の皮膚に食い込まないように，爪を少し長めにしたスクエアカットを推奨する

Step 4 治療中・後の爪囲炎の程度を観察しよう

　爪囲炎は，EGFR阻害薬の投与を継続している限りいつでも発生する可能性があるため，患者に毎日観察するように指導することが重要です．発赤や腫脹がないか，痛みがないかを十分に観察し，予防的なスキンケアを実施します．

　さらに爪囲炎は，患者の苦痛だけでなく，ボディイメージが変容することによってQOLを著しく低下させるので，爪囲炎が日常生活に影響を及ぼしていないかどうかも確認することが重要です．

　また，症状の発生と治療効果が相関するという報告もあるため，"爪囲炎を完治する"というよりも，"症状を悪化させずに付き合っていく"という気持ちで，爪囲炎と向き合いながら治療を継続できるように支援することが必要です．

爪囲炎が日常生活に影響していないか確認しましょう

Step 5 爪囲炎に対する処置を実施しよう

爪囲炎は，予防的スキンケアを行っても発生することがあります．その際は，発赤や腫脹，痛みが出現した部位にステロイド外用薬を塗布することが必要です．その際，よく洗浄し清潔を保持しつつ，保湿剤とステロイド外用薬を塗布します．

また，爪周囲の皮膚が爪に食い込むのを防ぐために，スパイラルテーピング（図3）を行うことも有用です．テーピングの前には必ず泡立てた洗浄剤を使ってよく洗浄し，テーピング後には薬剤（軟膏）を塗布します．

また，抗菌薬の内服も有用とされており，医師とよく相談しながら内服について考慮します．さらに，爪囲炎は症状を軽減することに難渋することも多いため，重症化する前に皮膚科医へ相談することも重要です．

ステロイド外用薬の塗布や抗菌薬の内服以外にも，化膿性肉芽には硝酸銀も有用です．さらに，過剰な肉芽に対しては液体窒素による凍結療法や部分抜爪といった治療も有用とされているため，皮膚科医に相談し，日常生活への影響を最小限にとどめることが必要です．

EGFR阻害薬の皮膚症状は治療効果と相関するとの報告もあるため，安易な治療中止は避けなければなりません．適切にアセスメント，処置を行い，うまくコントロールしながら治療を継続できるように支援します．

また，スキンケアに対する関心やセルフケア能力は年齢や性別などによって個人差が大きいため，患者が日頃実践

しているスキンケアを把握し，日常生活に合わせた指導が必要です．とくに男性はスキンケアに関心が低く経験も少ないため，患者が生活のなかで確実に実践できる方法を一緒に検討し，繰り返し教育することが重要です．

図3 スパイラルテーピング

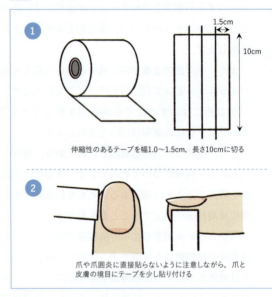

① 伸縮性のあるテープを幅1.0〜1.5cm，長さ10cmに切る

② 爪や爪囲炎に直接貼らないように注意しながら，爪と皮膚の境目にテープを少し貼り付ける

処置のポイント

❶症状が出現した部位にステロイド外用薬を塗布する
❷スパイラルテーピング後に軟膏を塗布する
❸抗菌薬の内服を考慮する
❹重症化する前に皮膚科医に相談する
❺患者が実践しているスキンケアを把握し，日常生活に合わせた指導を行う

テーピング後は軟膏を塗布しましょう

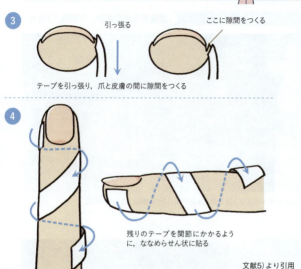

③ 引っ張る / ここに隙間をつくる

テープを引っ張り，爪と皮膚の間に隙間をつくる

④ 残りのテープを関節にかかるように，ななめらせん状に貼る

文献5)より引用

引用・参考文献

1) 日本臨床腫瘍研究グループ：有害事象共通用語規準 v5.0 日本語訳JCOG版. http://www.jcog.jp/assets/CTCAEv5J_20220901_v25_1.pdf（2024年11月閲覧）
2) 武田薬品工業：ベクティビックス適性使用ガイド. 第6版, 2020.
3) がん薬物療法に伴う主な有害事象と支持療法・看護支援——皮膚障害. がん看護コアカリキュラム日本版（日本がん看護学会教育研究活動委員会編）, p.174-176, 医学書院, 2017.
4) Lacouture ME: J Clin Oncol, 28(8): 1351-1357, 2010.
5) 吉野孝之ほか監, チームベクティビックス編：パニツムマブの実臨床——ベクティビックスを正しく使いこなすコツ. メディカルレビュー社, 2010.

(市川智里)

がん薬物療法を受ける患者のスキンケア❹

GVHD（移植片対宿主病）の アセスメントとケア

GVHDが発生した事例 ◀ 骨髄異形成症候群，移植後19日目

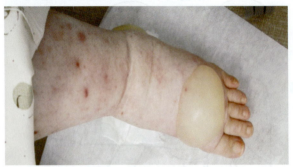

凸凹サンダルで足背と踵に巨大水疱が生じた（急性GVHD　grade 4）

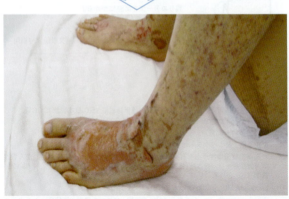

水疱は皮膚科医師が吸引排液，毎日の洗浄，軟膏とメロリンガーゼで保護し治癒した

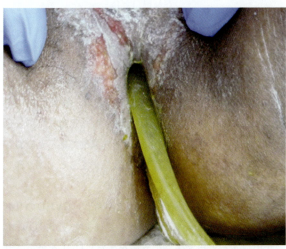

腸管GVHDで肛門周囲にびらんが生じた

⇩

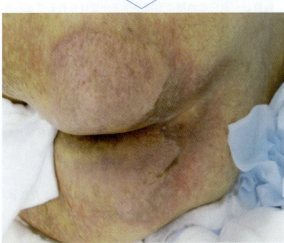

便失禁管理システムを使用し治癒した

GVHDとは

1. 定義

　移植片対宿主病（GVHD）は，造血幹細胞移植（HSCT）以後に出現する合併症です．GVHDは，移植片中に含まれるドナーのTリンパ球が移植された患者の細胞に遭遇すると，これを非自己，すなわち異物であると認識し攻撃することによって起こり，重症化すると治療が難しく，時に命にかかわることがあります．

　患者は抗白血病効果（GVL）を期待し，GVHDのリスクを受容したうえで同種移植を受けます[1]が，GVHDが出現すると日常生活に支障をきたしQOLを低下させます．そのため，看護師はGVHDの初期症状を早期に発見し，適切な時期に治療やケアが受けられること，長期化する症状を患者自身でセルフケアができるような支援が求められます．

2. 急性GVHDの診断

　急性GVHDは，同種造血幹細胞移植後，早期にみられる皮疹，黄疸，下痢を特徴とする症候群で，移植片の宿主に対する免疫学的反応によるものとされます．

❶診断基準

　皮膚，肝，消化管の少なくとも一臓器の障害が存在し，かつ，GVHD類似の他の疾患が否定されることです．

GVHD　graft-versus-host disease，移植片対宿主病
HSCT　hematopoietic stem cell transplantation，造血幹細胞移植

臓器の障害とはステージ1以上の障害が, 多くは移植後100日以内にみられます. 臨床診断は, 病理学的診断もとくに病変が一臓器の場合, あるいは他疾患との鑑別困難の場合などは重要となります[2].

❷重症度分類

治療による効果判定にも使いやすいように, 皮膚病変は活動性のみを, 下部消化管は下痢の回数を取り込んだ新たな基準が提案されています(MAGIC). 皮膚障害の面性を判定するときは,「9の法則」を参考にしましょう.

●9の法則

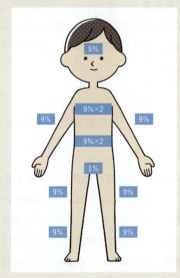

GVL graft versus leukemia, 抗白血病効果
MAGIC Mount Sinai Acute GVHD International Consortium, 臓器障害のステージ

3. 慢性GVHDの診断

慢性GVHDは，移植後後期にドナー由来の免疫担当細胞が，患者（レシピエント）由来の非自己抗原を認識することで患者の各種臓器を攻撃する免疫学的反応です．

❶メリット

慢性GVHDの発症は移植後残存するがん細胞に対する免疫効果を発揮すると考えられている移植片対腫瘍効果と深くかかわっているため，病状によってはメリットになることがあります．

わが国では移植後2年での慢性GVHD発症率は37%[2]といわれています．

❷診断基準

診断的徴候が最低1つ，あるいは，生検や他の検査で支持される特徴的徴候が1つ以上で，他の疾患が除外されます．

発生事例と予防事例，何が違うの？

GVHDの治療開始時期が遅れると丘疹は全身へと拡大し，紅皮症，水疱形成，表皮剥離へと重症化します．皮膚障害が発生すると難治性で常に感染のリスクが高い状態のなか，創傷管理をしていかなければなりません．患者は，皮膚障害による痛みなどの身体的苦痛だけでなく，ボディイメージの変容から引き起こされる精神的・

●急性GVHDによる皮膚障害予防の目標

- GVHDの皮膚障害の特徴を理解する
- 初期症状を早期に発見し，症状の悪化を防ぐ
- 保湿ケアにより乾燥を防ぐ
- 外的刺激から皮膚を保護し，新たな二次障害を起こさない
- 難治性で感染が生命の危機をもたらすリスクが高いため，感染予防をはかる

社会的な苦痛をいだくことを理解する必要があります．

皮膚障害を予防するためには，どのような移植を行うのか，治療の特徴を把握し移植に応じた有害事象を予測します．造血幹細胞移植を受けた患者の皮膚は，移植前処置（大量薬物療法や全身放射線療法）やGVHDによるダメージを受けています．したがって，低下した皮膚の生理機能を助ける基本的スキンケアを行い，皮膚障害の予防をはかることが重要です．移植が決定したら，皮膚の洗浄や保湿ケアの指導を開始し，潤いのある肌を保つようにしましょう．

皮膚障害が発生した場合は，発生した原因を把握します．GVHDの皮膚障害の特徴，物理的刺激の有無，感染徴候の有無を毎日観察し，変化をいち早くキャッチしていきます．皮膚障害の軽減または治癒を促進するためのケア用品を適切に選択し，最善のスキンケアを実践することが看護師には求められています．主治医や皮膚科医師とともに効果を評価しながら，皮膚障害予防や早期治療を検討して皮膚障害の重症化を予防しましょう．

Step 1 GVHDが発生しやすい リスク因子を知ろう

GVHDが発生しやすいリスク因子（表1）を把握し，移植に伴う有害事象を確認します．

表1 GVHDが発生しやすい因子

急性GVHD	慢性GVHD
• 患者の年齢（高齢者） • HLA不適合移植や非血縁者間移植 • 経産婦ドナーからの移植 • 前処置で全身放射線療法を受けている	• 患者の年齢，ドナーの年齢（高齢者） • HLA不適合移植や非血縁者間移植 • 移植する幹細胞が末梢血幹細胞（骨髄や臍帯血の移植に比べリスクが高い） • 男性患者に対する女性ドナーからの移植 • 急性GVHDの発症

Memo

Step 2 GVHD皮膚の特徴を知ろう

皮膚の変化を見逃さないように,毎日皮膚を観察し,記録に残します.

1. 急性GVHD皮膚障害の特徴

急性GVHDの初期(白血球の生着前後)症状として,瘙痒感,灼熱感,皮疹(皮膚表面から隆起した発疹)が出現することが多く,手掌,足底,顔面に好発します.

しばしば瘙痒感を伴い皮膚障害が重症化すると,水疱形成,表皮剥離や滲出液など全身に拡大することもあります.

2. 慢性GVHDの皮膚障害の特徴

皮膚障害徴候は,多形成皮膚萎縮症(毛細血管拡張や色素沈着を伴う萎縮性皮膚病変),扁平苔癬様所見(紫紅色の平坦な丘疹,紅斑局面),硬化性苔癬(灰白色の可動性局面でしばしば毛孔の角化を伴い散在),斑状強皮症様変化(限局した光沢のあるなめし革状の可動性のある局面,深層の硬化性病変)があります.

GVHD皮膚障害の症状や徴候を把握しておきましょう

Step 3　治療の特徴と皮膚の特徴を知ろう

　移植前に行われる処置や使用される薬剤の影響で，変化する皮膚の特徴を把握します（図1）．
　以下に，治療の特徴と皮膚の特徴を示します．

1. 移植前処置：大量薬物療法，全身放射線照射

　移植前処置により，基底細胞がダメージを受けています．このため，ターンオーバーは順調に機能しなくなるため，角質層は非常に薄くなっています．
　皮脂腺自体もダメージを受けるため皮脂の分泌量も低下し，皮膚表面は非常に乾燥した状態となり，バリア機能が著しく損なわれます．

図1　移植前処置，急性皮膚GVHD，薬剤の皮膚への影響

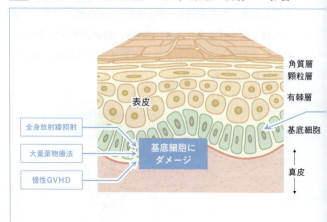

移植前処置を受けた半年以内は，皮膚のバリア機能が破綻し，皮膚障害のリスクが高くなります．皮膚障害が発生すると治癒遅延を起こすことがあります[4]．

2. GVHD皮膚障害：GVHDを発生した皮膚

非常に脆弱で，基底細胞の液状変性により基底層と真皮の結合が非常に弱い状態となり，軽微な外力や摩擦で損傷を受けやすい状態になります．また，リンパ液環流異常により容易に潰瘍形成となります．

3. 薬剤の影響：免疫抑制剤・ステロイド剤

薬剤の内服により免疫抑制がかかり易感染状態となります．ステロイド薬の副作用は，皮下出血，皮膚萎縮，発汗異常，浮腫，創傷治癒遅延などがあげられます[5]．

薬剤の影響
抗張力の低下，皮膚萎縮，発汗異常，浮腫，易感染

急性GVHD　基底細胞の液状変性

液状変性とは
基底細胞が変性をきたした結果，表皮真皮接合部が空胞状に変化し，不明確になった状態をいう．浮腫とリンパ球浸潤を伴うことが多く，その部位の基底膜は消失している[3]

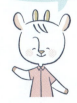

移植前の処置や薬剤によって変化する皮膚の特徴を把握しておきましょう

Step 4 予防的スキンケアを実施しよう

　低下した皮膚の生理機能を助けるスキンケアを行い，皮膚を健康に保ちます．

1．皮膚の洗浄

　皮膚はアルカリ側に傾いているうえに，脆弱となり皮膚炎が進行することがあります．感染予防のため，皮膚の汚れを取り除くことが重要になります．洗浄剤の選択と洗浄方法が重要なポイントとなるため，洗浄剤は皮膚のpHに近い弱酸性のものを選択しましょう．固形石けん（pH9～11高い）を選択すると皮膚表面のpHを狂わせてしまいます．

　可能であれば，洗浄剤を使用しシャワーで洗い流します．洗浄時は洗浄剤を泡立てて摩擦が起こらない（泡の高さを変えないイメージ）ようにやさしく洗います．免疫力が低下していて細菌や真菌をまねきやすいので，洗浄剤が残らないように，よく洗い流し押さえ拭きをします．シャワー

感染予防のため，
洗浄剤を用いて
皮膚の汚れを取り除きましょう．
洗浄剤は弱酸性のものを
選択しましょう

に入れないときは洗浄ボトルなどで洗浄したり，洗い流しが不要な弱酸性の洗浄剤などを使用します．

皮疹は朝夕に症状が出現するなど，日内変動（入浴後などの温度の変化によって症状が変動する）があるため，症状に注意しながら患者とケア時間を設定します．軟膏を使用したときは，塗布した軟膏を落とすことも大切です．

2. 皮膚の保湿

皮膚表面は非常に乾燥した状態（図1）で瘙痒感を伴い，搔破することで傷ができやすくなります．

いったん搔破痕ができると治りにくくなり，感染のリスクが高くなるため，保湿剤の選択と保湿方法は重要なポイントとなります．保湿剤の一例として，無香料で保湿持続時間が長くべたつき感がないもの（セキューラ®ML）を選択することがあります．市販の保湿剤では，のびがよい保湿ローションを選択します．とくに男性は，皮膚に保湿クリームを塗る習慣がないので，外用薬のべとつきを嫌うことがあります．状況に応じてべたつきの少ない基材を第一選択するなど，毎日継続できる保湿剤を選択するようにしましょう．

外用薬は，保湿効果が高くべたつきの少ないヘパリン類似物質（ヒルドイド®ソフト軟膏，ヒルドイド®ローション，ヒルドイド®フォーム）などを選択します．

保湿の方法は，力任せに擦り込むのではなく，ポンポンと置くように塗布しましょう．ただし，ステロイドの外用薬の場合は指示に従います．

移植が決定したら保湿を開始しましょう．

3. 物理的刺激の回避

GVHDを発症するリスクの高い皮膚は非常に脆弱（図1）で、軽微な外力や摩擦で損傷を受けやすいため、物理的刺激で表皮剥離を発生させないようにします．

医療用テープから皮膚を守るためには、剥離刺激の少ない細い幅のテープや剥離刺激の少ないシリコーン粘着剤のテープを選択します．テープを貼る前は皮膚被膜剤を散布し、剥離するときは剥離剤を使用しましょう．

テープ固定が難しいときは、包帯やネットなどで非固着性吸収ドレッシング（メロリン）を身体にフィットさせるとよいでしょう．

4. 化学的刺激の回避

下部消化管の急性GVHDは、水様性下痢、痙性の腹痛として出現します．大量の下痢は水分バランスや電解質に異常をきたすうえに移植後は骨髄機能が万全でないため、きわめて易感染状態で致命的になることもあります．その

排泄物と皮膚の接触を最小限にとどめるために、皮膚保護剤などを使用しましょう

ため，下痢量をモニタリングし，重症度の評価（臓器障害ステージ）を行う必要があります．

症状は生着前後より出現することが多いのですが，移植後30日以降に出現することもあるので毎日の観察が必要です．便量が正確に測定できるよう患者に説明し，便と尿が別々に採取できる工夫を行います．排便後は温水洗浄便座で肛門部を洗浄するなど清潔に努めます．

PS（performance status）が低下すると自分で清潔を保つことできなくなるので，肛門周囲に皮膚障害を起こすリスクが高くなります．下痢による体力消耗がある場合は，トイレ移動など歩行時にふらつき，転倒することもあるので必要に応じて支援を行います．皮膚障害が発生すると治癒遅延となるので，早期にアセスメントし予防ケアを開始します．

排泄物による皮膚障害の予防のポイントは，排泄物と皮膚の接触を最小限にとどめる皮膚のpH上昇を予防することです．方法としては，アズノール®軟膏や撥水性皮膚保護剤（セキューラ®PO，リモイス®バリアなど）を塗布して排泄物の皮膚の付着を予防します．

おむつを使用している場合は，便失禁用のおむつ（アテントSケア軟便安心パッド，リフレ軟便モレを防ぐシートなど）や便専用綿（スキンクリーンコットンSCC®）を使用すると排泄物の拡散を抑えることができます．真菌を予防するために，抗真菌薬洗浄剤（コラージュフルフル泡石鹸）を使用することもあります．

Step 5 患者のセルフケアを支援しよう

　衣類，スリッパ，椅子，便座などで摩擦が加わり，皮膚障害の悪化をまねくことがあるため，皮膚の状況に応じて患者のセルフケアを支援していきます（図2）.

図2 物理的刺激・化学的刺激を予防するポイント

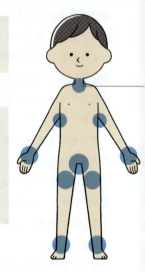

全身
- 直射日光を避ける
- 日傘，手袋，日焼け止めを塗る

体幹・頸部・腋窩
- 襟元の圧迫や摩擦が起こらないよう，綿シャツ，綿靴下など刺激の少ないものを選択する
- シャツは襟ぐりのこすれに注意し，頸部や腋窩部などはカットもしくは裏返しにして着用するのもよい

爪・爪周囲
- やすりなどを使用して爪切りをする
- 女性はネイルサロンの利用がよい
- 爪用の美容オイルやマニュキュアを塗って爪を保護する
- 男性は嫌がることがあるので，爪周囲や爪に直接，皮膚保護クリームを塗る

Part **2** がん薬物療法を受ける患者のスキンケア

好発部位
- 柔らかい部位や皮膚との密着部位
- 下着などで圧迫される部位
- 報告しにくい臀部や陰部
- 圧迫されやすい箇所(背部・臀部・足底など)
- 局所照射部位

手指・手掌
- 手掌全体が紅斑となると，灼熱感などが伴い手先の作業が難しくなるため，綿手袋などを着用する
- 頻繁な手洗いにより悪化することがあるので，そのつど皮膚保護クリームを塗布する

臀部・陰部
- 便座に座るときは，便座用の体圧分散用具を使用する
- 男性は陰嚢や陰茎の摩擦によって皮膚障害が発生することがあるので，陰茎，陰嚢の位置を固定できるボクサーパンツなどを選択する
- ウエスト部の摩擦予防のため，ゴム部は幅広いものを選択する
- ネットパンツなどを選択する

足底
- 厚手の靴下，クッション性のあるスリッパを履く
- 水疱ができることがあるため，素足で凸凹のある靴やスリッパは履かない

Step 6 治療的スキンケアを実施しよう

　皮膚障害が発生した場合は，予防的スキンケアを継続しながら，発生原因を取り除くケアを考えていきます（表2）．

表2 急性GVHDの皮膚症状別観察項目とケア

症状	観察部位
皮疹	・種類(紅斑, 丘疹, 毛孔に一致しているか) ・程度，形状 ・サイズ，色調 ・発生部位と程度 ・出現時期
瘙痒感	・部位，程度 ・皮膚乾燥の有無・程度 ・皮膚損傷の程度
灼熱感	・部位，痛み
表皮剥離	・部位, 量, 臭い, 性状 ・サイズ，範囲 ・感染徴候
水疱形成	・サイズ，部位 ・貯留液の性状(混濁，血性，緊満状態)
排泄物による 皮膚障害	・便の性状，量，回数 ・紅斑，びらん，潰瘍 ・カンジダの有無

Part

2

がん薬物療法を受ける患者のスキンケア

特徴とケア
• 乾燥して傷つきやすいため，油性基剤の軟膏を用いる．瘙痒感や痛みがあれば，抗ヒスタミン軟膏を塗布することもある • ステージ2以上の皮疹で症状が強い場合は，医師の指示でステロイド外用薬を使用することがある．指示回数や指示量を守ることが大切
• 瘙痒による掻破は，皮膚の損傷による二次感染をまねく．また，末梢神経が損傷し，さらに掻破欲を高め悪循環に陥ることがある．皮膚の乾燥を毎日評価し，保湿ケア用品や方法を見直す • 皮膚損傷予防のために，あらかじめ綿手袋を使用し爪を短く切るよう指導する • 医師から処方されたステロイド外用薬や抗ヒスタミン外用薬があれば，指示どおりに塗布する．クーリングや病衣，下着の工夫や室温調整し瘙痒感を軽減させる
• 日常的に使用する手掌や体重がかかる足底に紅斑が出現すると，灼熱感を伴うことがある．灼熱感が強いときは，クーリングを行い症状緩和に努める
• 痛みが強いときは，温めた生理食塩水を用いたり，鎮痛薬を使用する • ガーゼを剥がすときの痛みを理由に軟膏量を増やすと，患者に軟膏の重みが加わり体動が制限されることがある．剥離刺激を最小限にするためにも，非固着性吸収ドレッシング(メロリン®)，銀イオン配合ドレッシング，シリコーン粘着剤ドレッシングを選択する • 軟膏はワセリンやアズノール軟膏®などの油性基剤，感染創には医師が指示した抗菌薬軟膏を使用する • 感染予防のために軟膏をきれいに落として，創周囲皮膚を毎日洗浄剤で洗う • 寝具や下着などで表皮剥離が拡大することがあるので，摩擦を最小限にする(図2)
• 水疱が緊満している場合は，主治医や皮膚科医師と相談し処置方法(小さな水疱は自然吸収を待ち，大きな水疱はシリンジで吸引排液)を検討する
• 撥水性クリームに粉状皮膚保護剤を混ぜたものを塗布したり，板状皮膚保護剤をカットして貼付することがある • 失禁関連皮膚炎が改善されない場合や頻回なトイレ移動により体力が消耗している場合は，患者や主治医と相談し，便失禁管理システムを用いて管理し，頻回なトイレ移動やおむつ交換の回数を減らす

引用・参考文献

1) 豊嶋宗徳：移植片対宿主病（GVHD）のマネジメント．がん看護，17（3）：354，2012．

2) 日本造血・免疫細胞療法学会：造血細胞移植ガイドライン GVHD．第5版，2022．https://www.jstct.or.jp/uploads/files/guideline/01_02_gvhd_ver05.1.pdf（2024年11月閲覧）

3) 北海道大学大学院医学研究院 皮膚科学教室：表皮真皮接合部．あたらしい皮膚科学，2018．https://www.derm-hokudai.jp/wp/wp-content/uploads/2021/12/2-03.pdf（2024年11月閲覧）

4) 山田真由美：移植片対宿主病（GVHD）の看護のポイント．がん看護，17（3）：349，2012．

5) 日本看護協会認定看護師制度委員会創傷ケア基準検討会編著：スキンケアガイダンス．創傷ケア基準シリーズ3，第2版，p.213，日本看護協会出版会，2004．

6) 神田善伸編：みんなに役立つ造血幹細胞移植の基礎と臨床．改訂版，p.332，医薬ジャーナル社，2012．

7) Przeoiorka D, et al: Chronic graft-versus-host disease after allogeneic blood stem Cell transplantation. Blood, 98(6): 1965-1700, 2001.

8) 赤川順子：皮膚GVHDのケア．WOC Nursing，2（6）：59，2014．

（久保美千代）

Memo

がん薬物療法を受ける患者のスキンケア❺

ストーマ周囲の皮膚障害の予防とケア

ストーマ周囲の皮膚障害が発生した事例

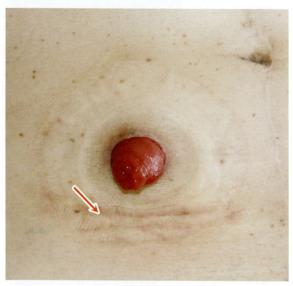

患者：Hさん，男性，70代，膀胱がん
ゲムシタビン・シスプラチン併用療法．フランジ部で面板が折れる刺激により，紅斑と色素沈着が生じた

がん薬物療法中に生じる
ストーマ周囲の皮膚障害は多様で,
その原因もさまざまです.
予防的スキンケアと
治療的スキンケアを行うことが
重要です

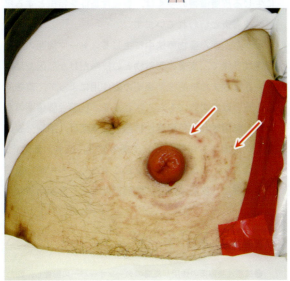

患者:Kさん,男性,60代,直腸がん
テガフール・ウラシル配合剤2クール終了後に生じた皮膚障害.面板の縁と二品系装具のフランジ部に,紅斑と色素沈着が生じた

がん薬物療法中に生じる
ストーマ周囲の皮膚障害とは

　ストーマ周囲の皮膚はストーマ装具によって密閉された状態で，汗や糞尿などの排泄物の付着や，皮膚保護剤の粘着剤など，本来，皮膚にとっては不要であるものと常時接触した状態にあります．そのため，ストーマ周囲に生じる皮膚障害の多くは，表在性炎症を特徴とする接触性皮膚炎といわれています[1]．

　しかし，がん薬物療法中に生じるストーマ周囲の皮膚障害は多様で，皮膚の刺激物との接触だけが原因ではなく，さまざまな抗悪性腫瘍薬の副作用によって，直接的にあるいは二次的にもたらされます．抗悪性腫瘍薬のなかでも頻用される殺細胞性抗悪性腫瘍薬は，細胞分裂の盛んな皮膚にも作用して，皮膚の乾燥，落屑，菲薄化，色素沈着などの皮膚の変化を起こすため，がん薬物療法中の皮膚は，皮膚のバリア機能が低下し，外部刺激から

● **皮膚障害の原因**

❶抗悪性腫瘍薬の作用が皮膚のターンオーバーに影響し，乾燥，落屑，菲薄化，色素沈着などが起こる
❷食欲不振や嘔気などによって水分・食事摂取量が減少し，皮膚の乾燥を助長する
❸皮膚が乾燥することで外部刺激に対する防御機能が低下するため，細菌感染や湿疹，物理的刺激による皮膚の損傷などが生じる

の皮膚耐久性が弱い状況にあります[2].

さらに，食欲低下，悪心・嘔吐，下痢などの消化器毒性が発現する抗悪性腫瘍薬では，水分・食事摂取量が減少すると脱水により皮膚の乾燥を助長します.

発生事例と予防事例，何が違うの?

このような状況のなかでストーマ周囲の皮膚には，さらにストーマ装具の着脱という物理的刺激が加わるため，がん薬物療法中は，面板の縁やフランジ，ベルトタブなど皮膚への密着性が高まる部位に紅斑や色素沈着を生じたり（患者Hさん），面板を剥がす際に表皮が剥がれる（表皮剥離）などの皮膚障害を生じやすくなります.

とくに大腸がんに用いられるがん薬物療法では，ストーマ周囲の皮膚障害が顕著に現れます. 抗悪性腫瘍薬が奏功してくると必ず皮膚毒性が発現するとされるEGFR阻害薬は，頭皮や額，頸部，肩，前胸部や背中など上半身を中心にざ瘡様皮疹が生じることが多いことが

EGFR
epidermal growth factor receptor
上皮成長因子受容体

171

> ## 予防のポイント
>
> ❶愛護的なスキンケアを行う
> ❷がん薬物療法の有害事象対策を検討する
> ❸セルフケア支援策を立てる

知られていますが[3]，最近では，腹部のストーマ周囲にもざ瘡様皮疹を生じることがあります．

また，フッ化ピリミジン系抗悪性腫瘍薬（フルオロウラシル，テガフール・ギメラシル・オテラシル，カペシタビンなど）は，日光が当たる部位や物理的刺激を受ける皮膚に色素沈着を生じやすく[4]，ストーマ周囲皮膚は，治療早期から面板の形状に沿って色素沈着を認めることがあります（患者Kさん）．

このほか，ストーマ周囲皮膚には，直接関係のない皮膚毒性（手足症候群）や，神経毒性（末梢神経障害），消化器毒性（食欲低下による倦怠感）などの副作用が，ストーマのセルフケア能力（以下，「セルフケア能力」）を低下させ，適切なストーマ管理が困難となり，便の漏れや頻繁な装具交換によりストーマ周囲の皮膚障害を生じることもあります．

したがって，がん薬物療法中に生じるストーマ周囲の皮膚障害に対して，①皮膚障害のリスクを確認し予防的スキンケアを行うこと，②皮膚障害の原因を探り治療的スキンケアを行うことが重要です．

以下，スキンケアの実際を紹介します．

Step 1	ストーマ周囲の皮膚障害の リスクを確認しよう

1. レジメンと有害事象を確認する

　治療のレジメンが決定したら，抗悪性腫瘍薬の種類，投与量，投与スケジュールなどから，副作用の種類や，その発生時期などを確認します．とくに，ストーマ周囲皮膚に皮膚毒性を生じる可能性のある抗悪性腫瘍薬の種類を把握しておきましょう（表1）．

2. 定期的に皮膚とセルフケア状況を観察する

　がん薬物療法が開始されたら，定期的に（月1回など）ストーマ周囲の皮膚を観察します．

　前述のように，がん薬物療法中はさまざまな原因で皮膚障害を起こしやすいため，局所のストーマ周囲だけではなく，全身の皮膚の状態や，消化器毒性や神経毒性などの抗悪性腫瘍薬の副作用の程度とストーマケアに及ぼす影響な

表1 皮膚障害を生じやすい抗悪性腫瘍薬（一般名）

殺細胞性 抗悪性腫瘍薬	フルオロウラシル，テガフール・ギメラシル・オテラシルカリウム配合剤，カペシタビン，ピラルビシン，エトポシド，シスプラチン，パクリタキセル，ドセタキセル，シクロホスファミド水和物，ドキソルビシン塩酸塩，ドキソルビシン塩酸塩リポソーム製剤
分子標的 治療薬	セツキシマブ，パニツムマブ

文献5）よりストーマ造設の要因になったがんに対する抗悪性腫瘍薬を一部引用して作成

ども併せて観察し，早期発見と対処による皮膚障害の重症化を予防します．

3. ストーマ装具剥離時の剥離刺激の強さを確認する

　ストーマ装具を剥がす刺激が強いと，一過性にストーマ周囲の皮膚が赤くなることがあります．

　装具を剥がしたあと，強くストーマ周囲の皮膚を掻いたり擦るなどの新たな物理的刺激を加えなければ，紅斑はしだいに消失するため，皮膚障害とは区別できます．剥離刺激が強いほど赤みが強く，消失するまでに時間を要します．

　このような皮膚の反応は，装具の剥がし方が愛護的ではない，皮膚保護剤の粘着力が強すぎるなどストーマケアが要因となる場合や，皮膚のバリア機能の低下，皮膚の菲薄化など個人の皮膚の脆弱性が要因となります．

　いずれにせよ，このような発赤をみとめた場合は，皮膚障害のリスクがあると判断し，ケアの方法の見直しが必要です．

剥離刺激の要因

❶ストーマケアが要因となる場合
- 装具の剥がし方が愛護的ではない
- 皮膚保護剤の粘着力が強すぎる　など

❷個人の皮膚の脆弱性が要因となる場合
- 皮膚のバリア機能の低下
- 皮膚の菲薄化　など

Step 2	予防的スキンケアを開始しよう

ストーマ周囲の皮膚の予防的スキンケアは,「排泄物による皮膚障害の回避,物理的刺激の回避または軽減,化学的刺激の軽減」[5]**であり,がん薬物療法中はこれに保湿が加わります.**

常時ストーマ装具が装着されているストーマ周囲のスキンケアは,装具を剥がさないと行えません.ストーマ装具の着脱は,ストーマ周囲皮膚に物理的刺激を与えるため,皮膚障害を起こすリスクが高まります.

したがって,ストーマ周囲の予防的スキンケアは装具を剥がす場面から開始します.

1. 装具を愛護的に剥がす

皮膚保護剤の粘着剤によって皮膚に密着した装具を剥がすことは,少なからず角層剥離を生じています[6].角層の損傷を最小限にするために,がん薬物療法中は粘着力の高い皮膚保護剤の選択は避けるようにし,粘着力が低下する間隔で装具交換を行うように設定します.

装具を剥がす際には,必ず非アルコール性剥離剤を使い,皮膚を引っぱらないようにします.装具を剥がし終えたあ

●装具剥離時のポイント

❶がん薬物療法中は粘着力の高い皮膚保護剤を使用しない
❷粘着力が低下する間隔で装具交換を行う
❸必ず非アルコール性剥離剤を使い皮膚を引っぱらない

とで，べとつくなど皮膚保護剤の粘着剤が皮膚に残っている場合は，微温湯で濡らす前に剥離剤で取り除きます．

2. 弱酸性の洗浄剤で皮膚を擦らないように洗浄し，微温湯で洗い流す

役目を終えた抗悪性腫瘍薬の多くは，肝臓や腎臓などで代謝され尿や便に排泄されます．そのため，排泄物に抗悪性腫瘍薬の活性代謝物や未変化体が含まれている可能性があり[7]，排泄物の皮膚刺激性を高める可能性があります．

排泄物が付着しやすいストーマ周囲の皮膚は，洗浄できれいに刺激物を取り除きます．洗浄時に皮膚を擦って物理的刺激を与えないようにするために，洗浄剤は泡立て不要のもの（泡立て効果と同様の状態になっているもの）か，泡状タイプを使用して爪を立てないようにして指先で皮膚を擦らないように洗います．

洗浄剤は，拭き取るだけで洗い流し不要のものがありますが，目に見えない皮膚刺激物が残ってしまう可能性があるため，拭き取りタイプのものでも基本的には洗い流すようにしましょう．

3. 皮膚を保湿する

ストーマ周囲の皮膚は，油分の多い保湿剤を塗布すると皮膚保護剤が密着しないため，これまでスキンケアの基本である保湿は困難でした．近年は保湿成分の入った洗浄剤が上市し，洗浄剤による皮膚の乾燥を予防することで，ストーマ周囲の皮膚の保湿ケアができます．

このほか，薄く塗布すれば皮膚保護剤が密着できる保湿

図1 ストーマ周囲の保湿剤

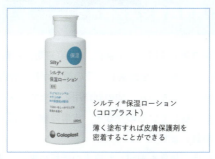

シルティ®保湿ローション
(コロプラスト)

薄く塗布すれば皮膚保護剤を密着することができる

剤も開発され,ストーマ周囲皮膚の保湿に活用できます(図1).

4. 有害事象対策を行う

　嘔吐や下痢など脱水による皮膚の乾燥を助長する消化器毒性に対し,治療開始時から脱水の症状や水分補給の方法,症状がコントロールできない場合の受診のタイミングなどを指導して,脱水を予防します.

　このほか,尿路ストーマで腎毒性のある抗悪性腫瘍薬に対して行われるハイドレーションによる尿量の増加や,消化管ストーマで消化器毒性による下痢などは,皮膚保護剤の溶解や膨潤が進み,排泄物の付着による皮膚障害のリスクが高まります.

　このようなリスクがある場合は,抗悪性腫瘍薬投与中に装具交換を行うことのないように,面板ストーマ孔の粘着側(面板の裏側)周囲に皮膚保護剤を補強したり,二品系装具や凸型装具などの硬い面板を選択して,排泄物に対する皮膚保護剤の耐久性を高めるようにします.

Step 3 皮膚障害の原因を探ろう

皮膚障害の発生時期，発生部位，種類（紅斑，色素沈着，表皮剥離，皮疹など）を観察し，その原因が抗悪性腫瘍薬の皮膚毒性によるものか，他の副作用によって二次的に皮膚障害をもたらしているのかなど，皮膚障害の原因を医師とともに検討します．

具体的には，装具を剥がした直後の面板の裏と，洗浄する前の皮膚を照らし合わせて，皮膚障害を生じた部位に何が接触していたのかを確認します（図2）．

便などの排泄物の付着があれば排泄物によるもの，面板

図2 ストーマ周囲皮膚の観察

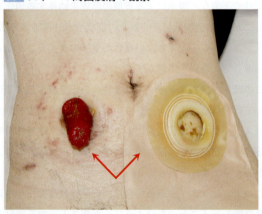

ストーマと対称に面板の裏を観察し，どの部位に何が接触していたのかを観察する
❶便などの排泄物の付着：排泄物による皮膚障害
❷装具の硬い部分（面板の外縁，フランジなど）と接触している場合：物理的刺激による皮膚障害
❸これらの刺激物と接触がないもしくは関連がないもの：抗悪性腫瘍薬の直接的な作用による皮膚障害

の外縁，フランジなど装具の硬い部分と接触している場合は物理的刺激によるもの，これらの刺激物と接触がないもしくは関連がないものでは抗悪性腫瘍薬の直接的な作用によるものなど，さまざまな原因となるものの可能性をアセスメントします．

Step 4 皮膚障害の原因に合わせた治療的スキンケアを開始しよう

　ストーマ周囲に皮膚障害を生じた場合は，予防的スキンケアを継続したうえで，発生原因に応じたケアを行います．

1. 排泄物の付着による皮膚障害

　排泄物の付着を生じる原因は，ストーマケアに関するものと，排泄物の性状や量の変化などがあります．

　基本的に予防的スキンケアで，排泄物の付着を回避するためのストーマ状況にあった装具が選択され，排泄物に対する皮膚保護剤の耐久性を高める工夫が施されていれば，ストーマの局所状況に極端な変化がない限り装具変更による対処は不要です．

　がん薬物療法中の有害事象による一時的なセルフケア能力の低下が，不適切な方法の装具交換や排泄処理となって，皮膚に排泄物が付着することも少なくなくありません（図3）．なるべく体調のよいときに装具交換やスキンケアができるように，装具交換のタイミングを抗悪性腫瘍薬投与の前日，もしくは当日の朝に設定し，装具交換間隔を調整して適切な装具装着が行えるようにしましょう．

Part 2 がん薬物療法を受ける患者のスキンケア

図3 セルフケア能力の低下により生じた皮膚障害

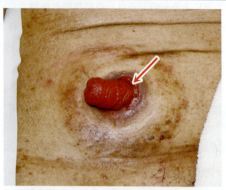

mFOLFOX6＋パニツムマブの手足症候群による指先のしびれと痛みにより，装具装着後の近接部の密着が不十分で便付着により生じた

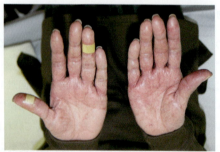

手の状態

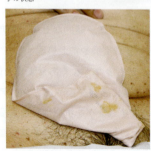

便処理後にきれいに拭き取りができず袋に便が付着している

このほか,消化管ストーマでは,多量な下痢が皮膚保護剤の耐久性を悪くし,便付着による皮膚障害を起こすことがあります(図4).抗悪性腫瘍薬による下痢は,コリン作動性によるものと腸粘膜障害によるものがあります[8].それぞれ下痢の原因に合った薬物治療によって,便の固形化や減量対策を行うことも皮膚障害の治療上必要です.

図4 下痢による皮膚保護剤の耐久性低下により生じた皮膚障害

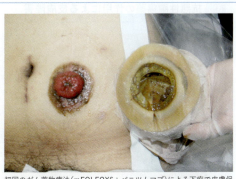

初回のがん薬物療法(mFOLFOX6+パニツムマブ)による下痢で皮膚保護剤の溶解が進み,便付着により近接部に紅斑を生じた

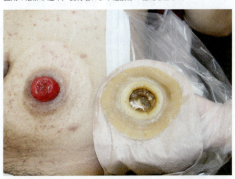

用手成形皮膚保護剤の補強と止瀉,整腸剤の投与により便が軟便になり,皮膚障害は治癒した

2. 物理的刺激による皮膚障害

　面板の外縁に発赤を生じた場合は,「面板の外周を5mm程度カットして貼る」と,「カットせずに貼る」を交互にする方法や, 面板の形が四角の二品系装具では, 面板の向きを装具交換のたびに変更する方法で, 常時同一部位に面板の縁による刺激を与えないようにして皮膚を休ませます.

図5 抗悪性腫瘍薬の作用による皮膚障害

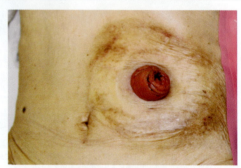

カペシタビン：乾燥と色素沈着, 瘙痒感で搔破している

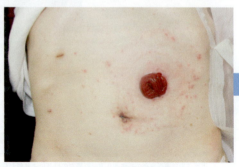

mFOLFOX6＋パニツムマブによるざ瘡様皮疹の初期

3. 抗悪性腫瘍薬による皮膚障害

　ストーマ周囲に生じる抗悪性腫瘍薬による皮膚障害の多くは，毛穴などと一致して発現し，その症状は紅斑，色素沈着，ざ瘡様皮疹などで，症状が混在することもしばしばあります（図5）．

　EGFR阻害薬によるざ瘡様皮疹は，毛包の細菌感染の関

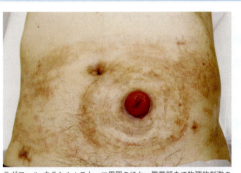
テガフール・ウラシル：ストーマ周囲のほか，腹帯部まで物理的刺激のある部位に色素沈着を生じている

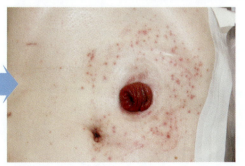
Strongのステロイドローションを塗布していたが，抗悪性腫瘍薬の累積投与量の増加に伴い広がった

与が推測されており，遷延化による感染，圧迫や摩擦などの物理的刺激によって潰瘍化することもあるため[9]，ストーマ周囲の皮膚ではとくに注意が必要です．最近では，ざ瘡様皮疹の予防として抗菌薬（テトラサイクリン系薬剤）の内服と保湿剤が治療開始時から処方されることも多く，重症化する例はまれです．

　抗悪性腫瘍薬による皮膚障害の治療は，その程度に応じた強さのステロイド外用薬の使用です．ストーマ周囲皮膚の外用薬は，皮膚保護剤の密着性を維持する目的で軟膏よりもローションが選択されますが，ローションであっても筆者の経験では，皮膚保護剤の密着性は低下します．

　密着性を低下させないようにするには，装具を剥がした直後にステロイドローションを薄く塗布し，5分程度おいたあと洗浄剤で薬を洗い流します．洗浄剤で洗浄したあとから薬を塗布すると，もう一度洗浄剤を使って洗う必要があり，2回も洗浄剤で洗うと皮脂が取れ皮膚の乾燥を助長するため，外用薬は剥がした直後に塗布し，洗浄剤は1回ですませるようにしましょう．

ステロイド外用薬を塗布した後，吸収させたら薬を洗い流しましょう．皮膚保護剤の密着性が持続します

引用・参考文献

1) 田澤賢次ほか：スキンケアからみた皮膚保護剤――ストーマ周囲皮膚炎の成り立ち．皮膚保護剤とストーマスキンケア（田澤賢次監），p.7-8，金原出版，1998．
2) 松浦信子：化学療法中のケア．ストーマリハビリテーション基礎と実際（ストーマリハビリテーション講習会実行委員会編），第3版，p.169-174，金原出版，2016．
3) 松井優子ほか：痤瘡様皮疹のアセスメントとケア．がん患者の皮膚障害（祖父江正代編），p.42-46，サイオ出版，2015．
4) 伊與田友和：皮膚・粘膜障害を起こしやすい薬剤．月刊薬事，61(8)：15-19，2019．
5) 小島千恵美，森文子：皮膚障害．がん化学療法ケアガイド（濱口恵子，本山清美編），改訂版，p.189-207，中山書店，2015．
6) 大村裕子：ストーマ皮膚の予防的スキンケア．ストーマリハビリテーション基礎と実際（ストーマリハビリテーション講習会実行委員会編），第3版，p.115-119，金原出版，2016．
7) 花出正美：曝露対策．がん化学療法ケアガイド（濱口恵子ほか編），改訂版，p.77-84，中山書店，2015．
8) 植竹宏之：大腸がん化学療法で注意すべき自覚症状・他覚初見．大腸がんperspective，2(1)：78-82，2015．
9) 西澤綾：皮膚障害の治療――びらん・潰瘍．月刊薬事，61(8)：33-37，2019．

(山田陽子)

Memo

Memo

Memo

Part
3

がん放射線治療を
受ける患者の
スキンケア

放射線皮膚炎の予防とケア

ストーマ周囲の皮膚障害の予防とケア

動注化学放射線療法における
口腔粘膜炎の重症化予防とケア

がん放射線治療を受ける患者のスキンケア❶

放射線皮膚炎の予防とケア

放射線皮膚炎を予防できた事例

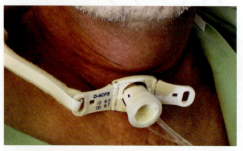

患者：Aさん，80代，男性．下咽頭がん．
固定照射(対向二門照射)70Gyがん薬物療法の併用なし．Grade 1の放射線皮膚炎(予防的スキンケア実施およびステロイドの併用)．

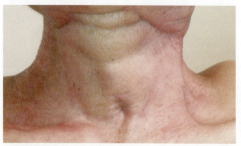

患者：Bさん，70代，女性．舌がん．
強度変調放射線療法(トモセラピー)．70Gy化学放射線療法(シスプラチン)．Grade 1の放射線皮膚炎(予防的スキンケア実施およびステロイドの併用)．

放射線皮膚炎が発生した事例

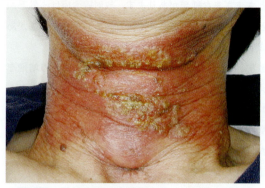

患者：Cさん，70代，女性．下咽頭がん．
固定照射（対向二門照射）60Gyがん薬物療法の併用なし．
Grade 2の放射線皮膚炎（予防的スキンケアなし）．

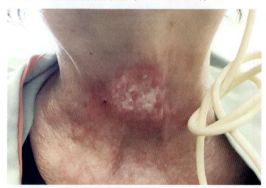

患者：Dさん，70代，女性．下咽頭がん．
強度変調放射線療法（トモセラピー）．70Gy化学放射線療法（シスプラチン）．Grade 3の放射線皮膚炎（スキンケアや痒み対策が不十分で，痒みにより照射部位を掻いてしまっていた）．

放射線皮膚炎とは

 放射線には，X線，γ（ガンマ）線，陽子線，重粒子線などさまざまな種類があります．放射線治療は，外部照射と内部照射に大別され，治療方法にも多くの種類があります．

 放射線治療は，DNAを損傷させ，がん細胞の増殖を抑えたり，がん細胞が自ら死んでいく過程（アポトーシス）を促進させる作用があります．外部照射は，放射線を局所に当てる際，必ず皮膚を通過させるため，がん細胞だけでなく，細胞分裂や再生能力が盛んな皮膚に有害反応をきたします．

 皮膚は基底層の幹細胞が分裂して，有棘層，顆粒層へと徐々に上層に移行し，約14日で角質層になります．

● **放射線皮膚炎のメカニズム**

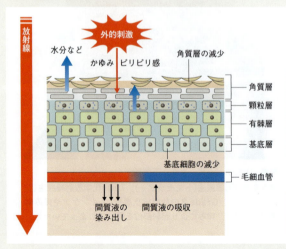

さらに約14日かけて角質層は垢となって剥がれていきます.

放射線治療によって表皮基底細胞の分裂阻害が生じると,基底層から角質層へと至る上皮ターンオーバーが障害されます.皮膚の表面を覆う角質層の減少・消失に腺細胞の分裂障害も重なり,水分保持や体温調節,抗菌,免疫,感覚といった皮膚の主要な機能が障害されてしまいます[1].

放射線皮膚炎には,放射線照射によって直接的に生じる放射線皮膚炎と,皮膚の炎症部位に摩擦やずれ刺激が加わって生じる二次的な皮膚炎(テープかぶれや掻き傷などのスキン-テア)があります.さらに,放射線治療中〜終了後に起こる急性皮膚炎と,治療を開始して3か月〜数年にわたって出現する晩期皮膚炎があります.

放射線治療によって表皮基底細胞の分裂が生じると,基底層から角質層へと至る上皮ターンオーバーが障害される.さらに,角質層の減少・消失,汗腺・皮脂腺も障害を受け,バリア機能が低下し,水分保持や体温調節などが障害され,皮膚が乾燥し炎症を起こす.

間質液のバランスの崩れにより浮腫をきたす.

祖父江正代:ハイリスク患者のスキンケア──がん患者のスキンケア②──放射線療法を受けている患者.スキンケアガイドブック(日本創傷・オストミー・失禁管理学会編),p.135,照林社,2017.を参考に作成

●二次的皮膚炎

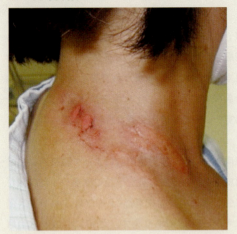

放射線照射部位に熱感や痒みがあり、掻き傷が生じたため、絆創膏を貼付し、それを剥がした際に生じたスキン-テア

●急性放射線皮膚炎と晩期放射線皮膚炎の症状と特徴

急性放射線皮膚炎

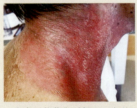

晩期放射線皮膚炎

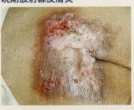

- 皮膚の菲薄化が起こったり、皮脂線や汗腺が障害を受けることによって皮膚が乾燥する。また、毛嚢が障害されることによって脱毛も起こる
- 浮腫や炎症が起き、発赤やびらん、痛みが起こる

- 上皮細胞や角質層の減少、消失を認め、皮膚の乾燥、色素沈着、色素脱失、萎縮、潰瘍、皮下硬結などを認める
- 機能低下が起こり、いったん症状が出現すると難治性となる

重症化を予防できた事例と重症化した事例,何が違うの?

　予防的スキンケアの実施やステロイド外用薬の併用の有無,痒みへの対策の違いが大きな原因と考えられました.放射線皮膚炎の重症化を防ぐために,治療前から予防的スキンケアを行い,皮膚のコンディションを整えていくことが重要です.

　海外では,1990年代から放射線皮膚炎を予防するために保湿ケアが行われ,その効果が明らかにされています[2)3)4)].また,Grade 1の放射線皮膚炎発症後は,炎症や痒みによる二次的な皮膚炎を予防するために,ステロイド外用薬の併用も医師とともに検討することが大切です.

● 表皮の角化

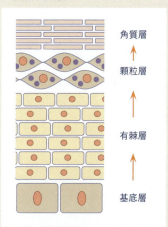

Step 1 　放射線治療の目的・方法を把握しよう

　患者がどのような目的で放射線治療を受けるのかを把握します．たとえば，根治目的の術後の予防的照射の場合と，骨転移による痛みなどの緩和ケア目的の照射の場合とでは，総照射線量や1回照射量が異なります．

　また，固定照射なのか/強度変調放射線療法なのか，化学放射線療法なのか/放射線療法単独なのかによって放射線皮膚炎の発症リスクは異なります．さらに，使用する抗悪性腫瘍薬の種類によっても発症リスクは異なるので，患者の放射線治療方法を把握することで次に紹介するリスクアセスメント結果が異なってきます．

Memo

Step 2 放射線皮膚炎発生の リスクアセスメントをしよう

　放射線治療の目的や種類，照射部位，照射野，照射期間
や照射線量，皮膚炎に影響する因子の有無などをもとに，
放射線皮膚炎発症のリスクを評価します．

　抗悪性腫瘍薬を併用する場合や，会陰部や腋窩，頸部な
ど皮膚が薄くて柔らかい部位や2つの皮膚面が重なる可動
性の高い部位，創傷治癒後で新しく再生したばかりの皮膚
に照射する場合，乳房などの接線照射や強度変調放射線療
法を行う場合などは放射線皮膚炎の発生リスクが高くなり
ます(図1)[5]．

　そのため，咽頭がんや喉頭がん，舌がんなどの頭頸部が
ん，乳がんなどにおける放射線治療は皮膚炎が発生しやす
いといえます．

Memo

図1 固定照射と強度変調放射線療法の違い

一様強度の照射野ビーム

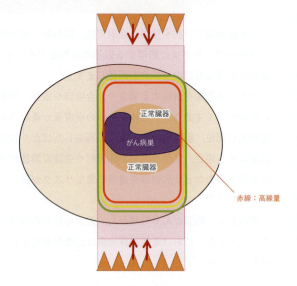

赤線：高線量

固定照射（対向二門照射）
単一強度の2方向からの照射であるため，正常臓器へのダメージがある

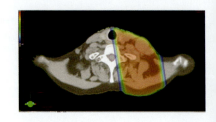

強度を変調した照射野ビーム

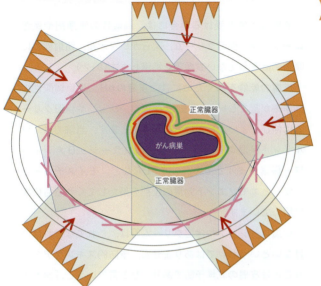

トモセラピーによる強度変調放射線療法
強度を変調したビームを回転しながら多門的に照射するため，周囲の正常臓器への放射線照射を防ぐことができる．しかし，皮膚表面は接線照射に類似しているため，固定照射に比べて皮膚炎が発症しやすい（ピンク線）

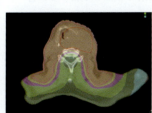
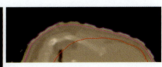

拡大すると80（紫）〜90（黄）％の線量が皮膚表面に入っていることがわかる

Step 3　放射線皮膚炎の予防ケア用品を準備しよう

　放射線治療を受ける場合には，弱酸性の洗浄剤や保湿ローション，保湿クリーム，柔らかいタオル，照射部位に摩擦刺激を与えない衣類等を準備します（図2）．

　皮膚の乾燥を防ぐためには，皮膚のpHに近い弱酸性の洗浄剤が望ましいです．また，保湿ローションや保湿クリームは伸びがよい柔らかいものを選択します．当院では，シルティ®保湿ローションあるいはコラージュDメディパワー保湿ジェルとセキューラ®DCなど，モイスチャーライザーとエモリエント効果の役割を果たしてくれるものを併用しています．

　保湿ローションや保湿クリーム等は，これでなければいけないというわけではありません．予防的スキンケアで行うことは皮膚の乾燥予防であり，ひと言でいうと，「水を入れて油で蓋をする」です．患者のセルフケア能力や経済状況などを加味して「水を入れて油で蓋をする」ことができるような保湿ローションとクリームを選択します．

　ただし，白色ワセリンなどの油分が皮膚に残留する，伸びが悪く硬い製剤（軟膏）を使用すると，洗浄・塗布する際に皮膚を擦ってしまう危険性があります．また，ヒアルロン酸入りなどのローションやクリームは保湿力が高く，一見よいと思われがちですが，ヒアルロン酸は分子が大きいため皮膚への浸透力が低く，皮膚表面に残留しやすく，皮膚炎が重症化する危険性があるため，好ましくないといわれています[6]．

図2 予防的スキンケア用品の一例

洗浄剤

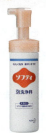

ソフティ 泡洗浄料
150mL業務用
(花王プロフェッショナル・サービス)

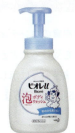

ビオレu
泡で出てくる！
ボディウォッシュ
(花王)

保湿ジェル・ローション

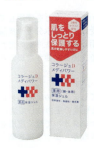

コラージュDメディパワー
保湿ジェル
(持田ヘルスケア)

シルティ®
保湿ローション
(コロプラスト)

保湿クリーム

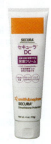

セキューラ®DC
(スミス・アンド・ネフュー)

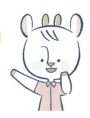

洗浄剤は皮膚のpHに近い弱酸性のものを選びましょう

Step 4	放射線照射前から終了後まで 予防的スキンケアを実施しよう

予防的スキンケアは皮膚のコンディションを整えることから始め，放射線治療を受けることが決まった時点で導入します．スキンケア方法を**表1**に示します．

当院では，1日4～5回程度行うよう紹介しています．

表1 予防的スキンケア方法

❶皮膚の洗浄	・洗浄剤をよく泡立て泡を手で皮膚に塗るように，泡を転がすようにして皮膚を洗う ・泡立てネットや泡立つポンプなどを使用すると泡立ちを助けてくれる ・タオルやスポンジ，ボディブラシなどを使用して皮膚を擦ると，角質が損傷を受け，角質水分量や皮脂量を喪失してしまうため，使用しない．洗浄剤の泡が汚れを浮きだたせてくれるので，擦る必要がないことを患者にも説明する ・洗浄剤は温湯で十分に洗い流す ・熱い湯は皮脂を取り除いてしまうため，ぬるめの湯にし，シャワーは流れ落ちる程度の圧力にして洗い流す ・皮膚洗浄後は，肌理の細かいタオルで軽く皮膚を押さえるようにして水分を拭き取る．擦って拭き取らないよう注意する

朝起きたとき，照射が終了した後，夕食を食べた後，眠る前など，患者と相談しながら，その人の生活や照射の時間に合わせ，いつ行うのかを具体的に決めていきます．

　放射線科医師と相談し，保湿ローション等が吸収される時間を考慮し，放射線治療の2時間前には保湿をすませ，それ以降は治療開始時間まで何も塗らないようにしています．

❷皮膚の保湿	・入浴やシャワー時に皮膚は多くの水分を吸収するので，その水分を蒸散させないよう，速やかに保湿剤を塗布する ・1回使用量は，照射範囲にもよるが，手のひら2枚分の広さに対して，1FTU（人差し指の先端から遠位指節間関節）程度を目安にする ・保湿剤を手のひらに広げて包み込むように塗布する
❸機械的刺激，化学的刺激などの回避	・放射線皮膚炎，スキン-テアを予防するために，スキンケアだけでなく，日常生活上の機械的刺激，化学的刺激を予防する ・頭頸部がん：衣類の襟の縫い目が硬くないものにする．髭剃りを行う場合は，電気カミソリで軽くなでる程度で行う ・乳がん：下着の縫い目が硬くないものにし，ワイヤー入りのブラジャーの使用は避ける　など

> **Step 5** 皮膚炎のGradeに合わせた治療的スキンケアを実施しよう

　放射線皮膚炎を完全に予防することは不可能です．また，放射線治療の目的や種類，方法によって皮膚炎の程度も異なります．皮膚炎の程度は，「有害事象共通用語規準v5.0日本語訳JCOG版」(表2)[7]でアセスメントします．また，照射線量に比較して，早期に皮膚炎が進行しているのか否かを確認しながら評価します．放射線照射部位の炎症兆候の有無(発赤，腫脹，痛み，熱感)，その範囲，滲出液量や性状，創の深さなど皮膚炎の状態を観察します．

　放射線治療の目標は，予定線量の照射を完遂することです．そのため，皮膚炎の悪化により放射線治療を予定線量前に終了することを回避できるよう創傷管理を行います．治療中に放射線皮膚炎を治癒させることは困難であるた

表2 **放射線皮膚炎の重症度**

	Grade 1	Grade 2
皮膚の状態	わずかな紅斑や乾性落屑	中等度から高度の紅斑；まだらな湿性落屑．ただしほとんどが皺や襞に限局している；中等度の浮腫

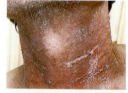

め，創傷治癒を目標にせず，「放射線皮膚炎が進行せず，炎症を予防し，創を乾燥させない．Grade 3以上の皮膚炎に進行させない」を目標に管理します．

当院で使用している頭頸部放射線治療時の予防〜治療的スキンケアのプロトコールを図3に示します．

Grade 1の皮膚炎では，予防的スキンケアは継続して行い，ステロイド外用薬を併用し炎症を抑えます．皮膚の乾燥を改善するために保湿フォーム剤を使用することもあります．

Grade 2以上の皮膚炎では，創の湿潤環境を維持し，創を乾燥させないことを目的に外用薬を使用します．非固着性ガーゼ（メロリン®など）などに創が乾燥しない程度の量を塗布して貼付します．ただし，金属類を含む酸化亜鉛（亜鉛華軟膏）やスルファジアジン銀（ゲーベン®クリーム）などの外用薬やドレッシング材の使用は散乱線を生じる危険

Grade 3	Grade 4
皺や襞以外の部位の湿性落屑；軽度の外傷や擦過により出血する	生命を脅かす；皮膚全層の壊死や潰瘍；病変部より自然に出血する；皮膚移植を要する

有害事象共通用語規準 v5.0 日本語訳 JCOG版より引用，改変（写真は筆者）
JCOGホームページ http://www.jcog.jp/

図3 当院の予防的〜治療的スキンケアのプロトコール

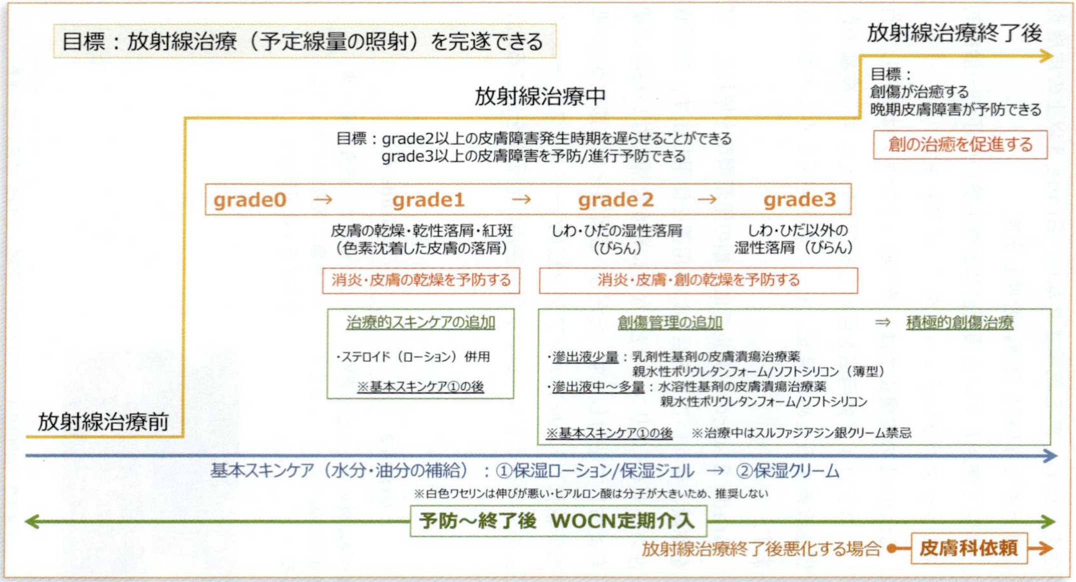

放射線治療前

放射線治療中

放射線治療終了後

目標：放射線治療（予定線量の照射）を完遂できる

目標：creade2以上の皮膚障害発生時期を遅らせることができる / grade3以上の皮膚障害を予防／進行予防できる

目標：創傷が治癒する / 創の治癒を促進する / 晩期皮膚障害が予防できる

grade0 →	grade1 →	grade 2 →	grade3
	皮膚の乾燥・乾性落屑・紅斑（色素沈着した皮膚の落屑）	しめ・ひだの湿性落屑（びらん）	しめ・ひだ以外の湿性落屑（びらん）
	消炎・皮膚・創の乾燥を予防する	消炎・皮膚・創の乾燥を予防する	⇒ 積極的な創傷治療

治療的スキンケアの追加

・ステロイド（ローション）併用

※基本スキンケア①の後

創傷管理の追加

・滲出液少量：乳剤性基剤の皮膚潰瘍治療薬 / 親水性ポリビニルフォームドレッシング（薄型）
・滲出液中〜多量：水溶性基剤の皮膚潰瘍治療薬 / 親水性ポリビニルフォームドレッシング

※基本スキンケア①の後

※治療中はスルファジアジン銀クリーム禁忌

基本スキンケア（水分・油分の補給）：①保湿ローション/保湿ジェル → ②保湿クリーム

※白色ワセリンは伸びが悪い・べたつきが多すぎるため、推奨しない

予防〜終了後 WOCN定期介入

放射線治療終了後悪化する場合 → **皮膚科依頼**

206

性があり，皮膚炎を悪化させることがあるため，放射線治療中は禁忌です．

表2のGrade 3に進行した事例は，セツキシマブの使用，強度変調放射線療法によりハイリスクな状態であったことに加え，洗浄不十分，予防的スキンケア不十分により放射線皮膚炎が悪化しましたが，先に述べたプロトコールに沿ってオルセノン®軟膏を使用して管理し，治療終了2週間で治癒しました（図4）．

図4 頸部全体に発生したGrade 3の放射線皮膚炎のケア

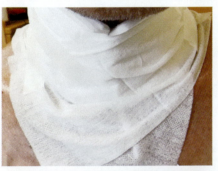

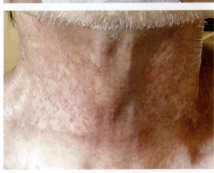

スキンケア用品使用の継続とオルセノン®軟膏・不織布による頸部創の保護により2週間後に治癒した

Step 6 放射線治療が終了したら創傷管理を積極的に行おう

　放射線治療終了後は，褥瘡や他の創傷と同様に創の深さや滲出液の量などをもとに，外用薬あるいはドレッシング材を選択します．照射外の部分で固定できるサイズのドレッシング材を使用します．

図5 放射線治療後に使用するドレッシング材

●ソフトシリコン/親水性ポリウレタンフォームドレッシング

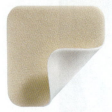

メピレックス®ライト
(メンリッケヘルスケア)

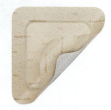

メピレックス®ボーダーフレックス
(メンリッケヘルスケア)

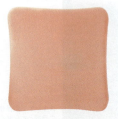

ハイドロサイト®プラス
(スミス・アンド・ネフュー)

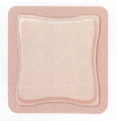

ハイドロサイト®ADプラス
(スミス・アンド・ネフュー)

放射線照射後の皮膚は脆弱なため，ドレッシング材や医療用粘着テープによる剥離刺激で，二次的皮膚炎が発生しないよう注意する必要があります．そのため，使用するドレッシング材や医療用粘着テープは，できるだけ低粘着性のシリコン系粘着剤が使用されているものが望ましいでしょう（図5）．急性放射線皮膚炎は治療終了後，しだいに症状は軽減し，多くは1か月前後で治癒します．

● 非固着性ガーゼ

メロリン®
（スミス・アンド・ネフュー）

デルマエイド®
（アルケア）

● シリコン系粘着テープ

メピタック®
（メンリッケヘルスケア）

3M™マイクロポア™S
やさしくはがせるシリコーンテープ（ソルベンタム）

Step 7　放射線治療中の患者を他職種と協働して支えよう

　当院では週に1回，口腔外科カンファレンス，耳鼻科カンファレンスで，患者の状態や放射線治療の進行状況や有害事象の評価，放射線皮膚炎に対するプロトコールの共有，今後の方向性などについて検討・共有しています．

　カンファレンスには，口腔外科あるいは耳鼻科医師，放射線科医師，放射線科外来看護師，病棟看護師，皮膚・排泄ケア認定看護師/がん看護専門看護師，薬剤師，歯科衛生士が参加しています．

　頭頸部がんの放射線治療では，皮膚炎だけでなく，口内炎が発症し，患者にとって非常につらい治療になります．

　そのため，栄養管理として栄養サポートチーム，痛みの管理として緩和ケアチームも介入しています．このように他職種と協働して患者を支えることが大切です．

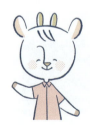

栄養サポートチームや緩和ケアチームなどの他職種と協働して患者を支援しましょう

Memo

引用・参考文献

1） 太田陽介：放射線皮膚炎. 日本臨牀, 75（増刊号2）：512-518, 2017.

2） Campbell IR, et al: Can patients wash during radiotherapy to the breast or chest wall? A randomized controlled trial. Clin Oncol (R Coll Radiol), 4(2): 78-82, 1992.

3） Momm F, et al: Moist Skin Care Can Diminish Acute Radiation-Induced Skin Toxicity. Strahlentherapie und Onkologie, 179(10): 708-712, 2003.

4） Nystedt KE, et al: The standardization of radiation skin care in British Columbia: a collaborative approach. Oncol Nurs Forum, 32(6): 1199-1205, 2005.

5） 橋口周子：放射線治療における看護師の役割. 治療中看護ケア, 看護の力でQOL を向上させる！ 放射線治療を受けるがん患者の看護ケア, p.108-111, 日本看護協会出版会, 2008.

6） Pinnix C, et al: Topical hyaluronic acid vs. standard of care for the prevention of radiation dermatitis after adjuvant radiotherapy for breast cancer: single-blind randomized phase Ⅲ clinical trial, Int J Radiat Oncol Biol Phys, 83(4): 1089-1094, 2011.

7） 日本臨床腫瘍研究グループ：有害事象共通用語規準 v5.0 日本語訳 JCOG版. http://www.jcog.jp/assets/CTCAEv5J_20220901_v25_1.pdf （2024年11月閲覧）

（祖父江正代）

がん放射線治療を受ける患者のスキンケア❷

ストーマ周囲の皮膚障害の予防とケア

皮膚障害が発生した事例

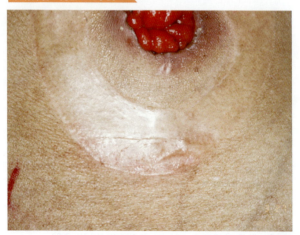

患者：Eさん，60代，女性，大腸がん
照射野の面板貼付部に，紅斑と一部びらんを伴うGrade 2の皮膚障害が発生した

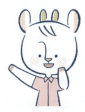

放射線治療中に生じる
ストーマ周囲の皮膚障害は
アセスメントと予防ケアを
行うことが重要です

皮膚障害を予防できた事例

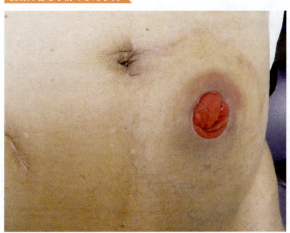

患者：Fさん，60代，男性．大腸がん
面板貼付部3時〜9時が照射野となり，皮膚線量は50Gyの10％（一部20％）であった．予防的ケアを実施したことで皮膚障害は発生しなかった

ストーマ造設と放射線治療

　ストーマ造設は，大腸がん，膀胱がん，婦人科がんなどの疾患で適応になります．

　そのなかでも，ストーマ造設後に放射線治療の対象となる疾患は，主に大腸がん（直腸がん）です．大腸がんに対する放射線治療は，①切除可能な場合の補助放射線治療と，②切除不能な場合の緩和的放射線療法に分かれます．

補助放射線治療の目的

　手術前のがんの縮小，肛門温存，骨盤内臓器の再発予防などです．ストーマ造設後に補助放射線治療を受ける場合は，がんによる腸管狭窄で腸管穿孔を回避するために先にストーマを造設します．その後にがん薬物療法や補助放射線療法，または同時に化学放射線療法後に根治手術を行います．

緩和的放射線療法の目的

　骨盤内の再発による痛みや出血などの症状緩和などがあります．ストーマ造設後に症状緩和のための治療を行います．

●放射線皮膚炎の原因

❶放射線照射によって直接的に生じる皮膚炎

❷二次的な皮膚炎
　（テープかぶれや掻き傷などのスキン-テア）

発生事例と予防事例，
何が違うの？

　ここでは主に，標準的治療の大腸がんを例にして解説します．

　放射線治療の種類は図1のとおり，

❶ 二次元放射線治療計画：前後対向二門照射

❷ 三次元原体照射（3D-CRT）：腫瘍の形に合わせて照射する形をコンピュータで変化させ腫瘍に集中照射する

❸ 強度変調回転放射線治療（VMAT）や強度変調放射線治療（IMRT）：腫瘍に放射線を集中させ周囲の正常組織への照射を低減する治療

があります．

3D-CRT
three-dimensional conformal radiation therapy
三次元原体照射

VMAT
volumetric-modulatearc therapy
強度変調回転放射線治療

IMRT
intensity-modulated radiation therapy
強度変調放射線治療

図1 放射線治療の種類①

❶二次元放射線治療計画

前後対向二門照射で50Gyの場合は，
一方向の皮膚線量は40〜50Gyとなり，皮膚障害が発生しやすい

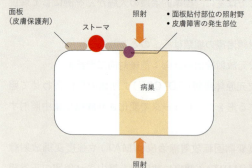

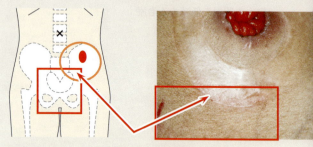

面板貼付部の一部が照射野であり，前後対向二門照射44Gy(22回目)に，紅斑と一部びらんを伴うGrade 2の皮膚障害が発生した

文献2)より抜粋

❷三次元原体照射(3D-CRT)

直腸がんの術前および術後照射においては，三次元治療計画では後方と両側方からの3門照射が基本となる．二次元放射線治療計画と比較して線量が大幅に軽減できるため，皮膚障害のリスクは低下する

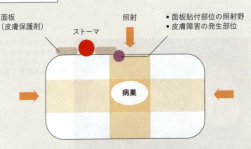

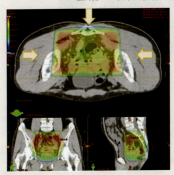

文献2)より抜粋

図1 放射線治療の種類②

❸強度変調回転放射線治療（VMAT）

S状結腸ストーマを造設し，根治術前にがん薬物療法XELOX6コースを実施した．その後，術前化学放射線療法でベリーボードを使用し，カペシタビン併用で50Gyを25分割で照射した．面板貼付部3時～9時が照射野となり，皮膚線量は50Gyの10％（一部20％）であった．ストーマ周囲皮膚の予防ケアを実施し，皮膚障害は発生しなかった

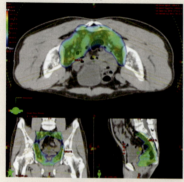

直腸がんの治療計画例

青から緑色部分が照射領域．治療装置が動きながら照射をするため，正常な腸管に照射される線量を低減する

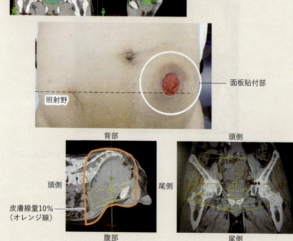

文献2）より抜粋

現在は，二次元放射線治療計画より，3D-CRTや
VMAT/IMRTが「放射線治療計画ガイドライン2020年
版」で推奨されている標準的な治療となっています．

3D-CRTやVMAT/IMRTでは，正常組織における線
量をさらに低減するために，ベリーボード（図2-❶）と
いう体位固定具を用います．照射前に蓄尿して膀胱を膨
張させ，腸管を押し上げた状態で腹臥位になり，腹部を
ベリーボードの中央部のくぼみ（縦30cm・横30cm）に
落とし入れることで，その部位の臓器の照射線量を低く
抑えることができます．ストーマ装具を装着している腹
壁は，ちょうどベリーボードの枠の中に入る位置（図2-
❷❸）になります．正常な腸管やストーマ周囲皮膚を照
射から回避できるため，下痢やストーマ周囲の皮膚障害
を予防できます．

ベリーボードを使用しない場合は仰臥位で治療を行い
ます．その場合は，ストーマ袋の中を空にしてストーマ
袋を小さく折りたたみ，袋が照射野にかからないように
してから照射します（図3）．

照射技術の進歩により，以前の二次元放射線治療計画
と比較し，正常組織への被曝を低減できるようになりま
した．したがって，ストーマ造設後のストーマ周囲皮膚
炎は予防が可能です．

直腸がんの術前および術後照射においては，3D-CRT
では後方と両側方からの3門照射が基本となり，施設に
よっては前後および両側方からの4門照射が行われま
す．腹側の小腸線量を可能な限り低減するため，三門照
射が推奨されます．VMAT/IMRTも3D-CRTと同じく，

図2 3D-CRTやVMAT/IMRTで用いられる固定具

❶ベリーボード

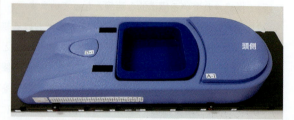

頭側

❷治療体位

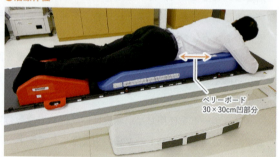

ベリーボード
30×30cm凹部分

ベリーボードの上で腹臥位になる

図3 ベリーボードを使用しない場合

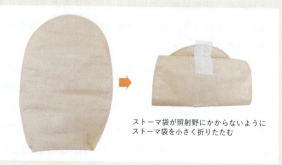

ストーマ袋が照射野にかからないように
ストーマ袋を小さく折りたたむ

❸ベリーボード使用時の腹壁の位置と線量分布図

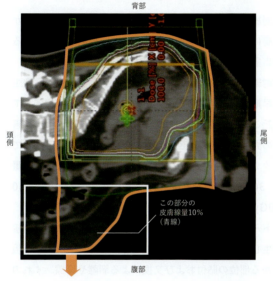

ベリーボードの凹部分にストーマ装具貼付部や腸管などの臓器が落ち込み，その部位の照射線量を低く抑える

3次元治療計画が用いられます．

筆者の施設での照射方法は，基本はVMAT/IMRTです．Ⅳ期または臨床試験の治療でVMAT/IMRTが使用できない場合は，3D-CRTで治療をします．その際，ベリーボードを用いて治療をしています．

以下，放射線治療を受ける患者のストーマ周囲皮膚障害の予防的ケアについて紹介します．

Step 1	放射線治療による有害事象などを アセスメントしよう

　放射線治療計画のCT画像から，照射位置と照射分布から皮膚にかかる線量を把握することで，放射線治療による有害事象を予測することができます．

　放射線性皮膚炎は照射野に一致し，照射期間中から発生する早期皮膚有害事象と，照射後ある程度時間が経過してから起こる晩期皮膚有害事象に分類されます（表1）．有害事象の発生は，治療の回数が進み照射線量が増えることでリスクが高くなります．早期皮膚有害事象は，照射線量20～30Gyで発赤や紅斑，30～50Gyで乾燥や落屑，50～60Gyでびらんや滲出液，出血などがあります（表2）．

　ストーマ周囲皮膚への影響は，放射線照射によって直接的に生じる放射線皮膚炎と，放射線照射野にストーマ面板がかかる部位の貼付および交換による剥離や摩擦，ずれの刺激があります．

表2 **放射線皮膚障害の重症度分類**

Grade 0	Grade 1
変化なし	淡い紅斑 または乾燥落屑

表1 **大腸がんに対する放射線治療の有害事象例**

早期有害事象	晩期有害事象
• 放射線性皮膚炎 • 放射線性腸炎 • 放射線性膀胱炎 • 放射線宿酔	• 皮膚潰瘍，皮膚萎縮 • 下痢，下血，消化管潰瘍，消化管狭窄 • 肛門痛，直腸機能障害 • 出血性膀胱炎，膀胱萎縮 • 放射線性誘発がん

　たとえば，以前の治療であった二次元放射線治療計画で
は，皮膚線量が高く面板の一部が照射野となり，対向2門
照射44Gy（22回目）で紅斑とびらんを伴うGrade 2の皮
膚障害が発生するなど，皮膚炎の予防が困難な事例もあり
ました．しかし，3D-CRTやVMATやIMRTに変更になっ
てからは，線量分布から皮膚照射線量は10％以下となり，
50Gy照射で皮膚線量約5Gy以下のため，臨床上問題とな
らない照射線量で皮膚炎は予防可能となりました．しかし
近年では，放射線療法に抗悪性腫瘍薬を併用する化学放射
線療法（CRT）や，放射線療法前の補助療法としてのがん
薬物療法（分子標的治療薬を含む）もあります．

RTOG（Radiation therapy oncology group）

Grade 2	Grade 3	Grade 4
中程度〜鮮明な紅斑；大部分が限局した球状の湿性落屑；中程度の浮腫	限局しない融合性の湿性落屑；小さな外傷や擦過傷により出血	真皮全層の皮膚壊死または潰瘍；病変からの自然出血

有害事象共通用語規準 v5.0 日本語訳 JCOG版より引用，改変
JCOGホームページ http://www.jcog.jp/

CRT　chemoradiation therapy，化学放射線療法

そのため，放射線治療を単独で行うよりも，抗悪性腫瘍薬併用による皮膚障害や，放射線性腸炎（下痢）などストーマ近接部の皮膚炎が生じる可能性もあるため，治療開始前

表3 直腸がんの放射線治療を例にしたアセスメント

治療計画の把握	内容
放射線治療計画書の確認	●放射線治療の種類 • 強度変調回転放射線治療・強度変調放射線治療 • 三次元原体照射 ●放射線照射の位置 • 何門照射【4門・3門】・照射量【　　　Gy】
照射体位	□ベリーボード・腹臥位　　□ベリーボードなし・仰臥位
照射の範囲（照射野）	• 照射野にストーマおよびストーマ面板貼付部がかかるか 　□いいえ　　□はい（部位・範囲・照射線量の確認） • 照射野に腸管がかかるか 　□いいえ　　□はい（部位・範囲・照射線量の確認）

ストーマケアアセスメント	推奨するケア ←
装具交換の間隔	□3～4日目（週2回程度）
交換手段	□シャワー交換
面板の剥がし方	□剥離剤の使用 【滴下タイプ／スプレータイプ／ワイプタイプ】
洗浄・保湿	□弱酸性ソープ使用・愛護的に泡で洗浄する
面板の皮膚保護剤の強さ	□剥離剤を使用し面板を愛護的に剥がす
照射野に剥離刺激となるもの，物理刺激となるものがあるか	□全面皮膚保護剤の面板を使用する □照射野に面板外縁部にテープを使用しない □照射野にストーマベルトやヘルニアベルトを使用しない

からの予防が必要です．

直腸がんの放射線治療を例にしたアセスメントを表3に示します．

注意するべきケア
• 二次元放射線治療計画
• 抗悪性腫瘍薬の併用

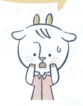

照射線量が増えると，有害事象の発生リスクが高くなります

注意するべきケア ＊推奨するケアに変更することが望ましい
□1〜2日（週3〜4回）　□5〜7日（週1回）
□部屋で拭き取りのみ
□剥離剤不使用
□ごしごしと皮膚を擦って洗浄
□面板剥離後に剥離刺激の紅斑が出現するほど強粘着性皮膚保護剤を使用している
□面板外周に剥離刺激の強いテープを貼っている □面板にテープが付属している種類を使用している □ストーマベルトやヘルニアベルトを使用している

Step 2 ストーマ周囲皮膚障害の予防ケアを実施しよう

　面板貼付部位の剥離や摩擦, ずれの刺激を回避するため, 基本的なケアを照射前から確立します.
①強粘着性の皮膚保護剤(面板)の選択を避ける.
②装具の交換間隔は3～4日(週2回)にする.
③面板を剥離するときは, 剥離剤で愛護的に剥がす(図4).
④拭き取りのナプキンタイプは皮膚への摩擦の原因になるため, 滴下タイプやスプレータイプ(ノンガス)のものを推奨する.

図4 剥離剤

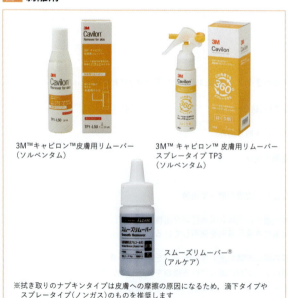

3M™キャビロン™皮膚用リムーバー
(ソルベンタム)

3M™キャビロン™皮膚用リムーバー
スプレータイプ TP3
(ソルベンタム)

スムーズリムーバー®
(アルケア)

※拭き取りのナプキンタイプは皮膚への摩擦の原因になるため, 滴下タイプやスプレータイプ(ノンガス)のものを推奨します

⑤洗浄は弱酸性洗浄剤の泡で愛護的に洗い，ぬるめのシャワーで洗い流す．
⑥ストーマ周囲皮膚の水分は，柔らかい不織布タイプで押さえて拭きとる．強く擦るなどの拭き取りはしない．
⑦下痢による皮膚障害の予防のため，練状皮膚保護剤をストーマ近接部に充填する（図5）．

図5 下痢によるストーマ近接部の予防ケア

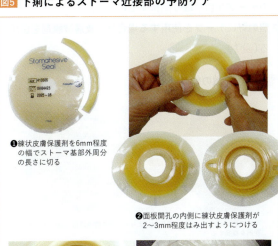

❶練状皮膚保護剤を6mm程度の幅でストーマ基部外周分の長さに切る

❷面板開孔の内側に練状皮膚保護剤が2～3mm程度はみ出すようにつける

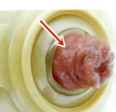
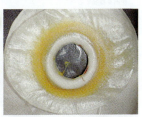

❸下痢便が3～4日続いてもストーマ周囲皮膚は練状皮膚保護剤で保護され，皮膚障害を予防することができる
左：練状皮膚保護剤の使用例
右：貼付4日目の面板状態．練状皮膚保護剤は溶けずに交換できている

⑧物理刺激の回避のため，照射野にストーマベルト（またはヘルニアベルト）などの刺激となるものは使用しない．

●二次元放射線治療計画の場合

二次元放射線治療計画の場合，面板貼付部が照射範囲になるときは，とくに注意が必要です．

①剥離刺激低減のため，テープ付き面板の使用を中止し，全面皮膚保護剤の面板に変更する．照射野にかかる部分のテープを切り取り貼付する（図6）．

②照射野にテープを使用する場合は，皮膚被膜剤を使用する（図7）．

図6 剥離刺激の低減

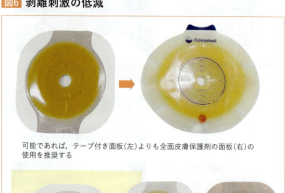

可能であれば，テープ付き面板（左）よりも全面皮膚保護剤の面板（右）の使用を推奨する

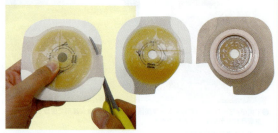

やむをえず照射野にテープが含まれる部分は，照射野にテープがかからないように面板外縁部を切りとり装着する

図7 皮膚被膜剤

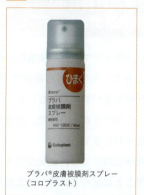

ブラバ®皮膚被膜剤スプレー
(コロプラスト)

Memo

Step 3 ストーマ面板貼付部の外用薬治療を実施しよう

　治療の進歩により，ストーマ周囲の皮膚障害を予防することが可能です．しかし，化学放射線療法による影響や，面板貼付部に高い照射線量が避けられないときは，ストーマ周囲皮膚炎を生じる可能性があるので，皮膚科医師と連携し局所ケア方法を検討します．

　ストーマ周囲皮膚炎に対しては，副腎皮質ステロイド外用薬をストーマ交換ごとに塗布します．油性基剤軟膏は面板が接着しないためローションタイプにします．

◆

　放射線治療計画を確認し，治療前までに基本的なストーマケアを確立することが大切です．
　標準的な大腸がんにおける3D-CRTやVMAT/IMRTの治療では，皮膚炎の予防は可能になりました．しかし，二次元放射線治療計画治療で，面板貼付部に高い線量がかかる場合は，皮膚炎が生じやすくなるため治療中のフォローが必要となります．

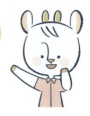

放射線治療前にストーマケアを確立しておきましょう

Memo

引用・参考文献

1) 田口千蔵：Q72 大腸がんの放射線療法の適応と効果について教えてください．担当医としてこのように答えたい がん患者・家族からの質問(山口俊晴監)，p.150-151，へるす出版，2019.

2) がん研有明病院：がんの治療法について──放射線治療──直腸がん．
https://www.jfcr.or.jp/hospital/cancer/treatment/radiation/type/09.html(2024年11月閲覧)

3) 日本放射線腫瘍学会：放射線治療計画ガイドライン 2020年版．金原出版，2020.

4) 日本放射線腫瘍学会監：やさしくわかる放射線治療学．学研メディカル秀潤社，2018.

5) 武田信子：特集/ストーマ手術の合併症──術式別＆ケースで学ぶケアの実際．消化器外科NURSING，9(4)：82-87，2004.

(松浦信子)

がん放射線治療を受ける患者のスキンケア❸

動注化学放射線療法における
口腔粘膜炎の重症化予防とケア

口腔粘膜炎が重症化した事例

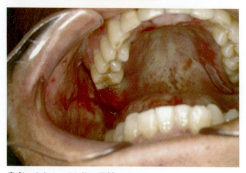

患者：Gさん，70代，男性
上顎歯肉がん，50Gy，Grade 3（広範囲）

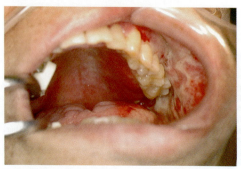

患者：Hさん，60代，男性
上顎歯肉がん，50Gy，Grade 3（広範囲）

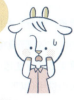

頭頸部の放射線治療やがん薬物療法では、高確率で口腔合併症が発症します

口腔粘膜炎の重症化が予防できた事例

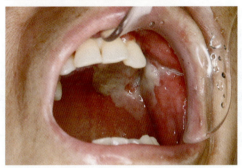

患者：Kさん，70代，女性
上顎歯肉がん，50Gy，Grade 3（限局的）

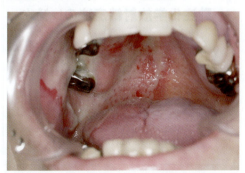

患者：Lさん，70代，女性
上顎歯肉がん，50Gy，Grade 3（限局的）

口腔粘膜炎とは

　近年，進行した口腔がんに対して，臓器（原発）温存を目的に，浅側頭動脈経由で腫瘍栄養血管にカテーテルを留置する逆行性超選択的動注化学療法と連日同時放射線療法の併用（以下，動注化学放射線療法）により，きわめて高い抗腫瘍効果が得られ，良好な治療成績が報告されています.

　しかし，この治療法は有害事象である口腔粘膜炎が必発し，痛みによる口腔内環境の悪化，経口摂取困難による栄養不良，ときには嚥下機能低下により誤嚥性肺炎を発症することがあるため，多職種が協働して治療を遂行するチーム医療が求められています.

　頭頸部の放射線治療やがん薬物療法では，高確率で口

●動注化学放射線療法

動注化学放射線療法のレジメン

放射線療法：60Gy（2Gy/回、週5回法）
動注化学療法：6クール（6週間）
　　D：DOC：15mg/m²/day1/week（Total：60mg/m²）
　　C：CDDP：5mg/m²/day1-5/week（Total：150mg/m²）

腔合併症が発症します．口腔粘膜炎は口腔合併症のなかで最も発生頻度が高く，ときには重い症状を引き起こすことがあります．口腔粘膜炎が生じると接触痛や嚥下痛，潰瘍部からの細菌感染による菌血症・敗血症，唾液分泌量低下による口腔乾燥や味覚障害なども起こります．

これらにより経口摂取が困難となって体力低下や低栄養につながり，がん治療自体の完遂が難しくなる場合があります．頭頸部の放射線治療やがん薬物療法による粘膜炎の発生を抑えるためには，口腔機能管理（オーラルマネジメント）がとても重要で，それによって治療の一時中断や中止を防ぐことができ，口腔粘膜炎の発生率の低下，重症度の軽減，病悩期間の短縮が可能となります．

以下，動注化学放射線療法における口腔粘膜炎の重症化予防とケアについて紹介します．

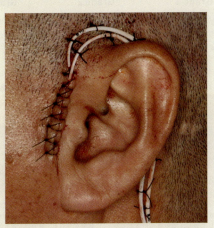

浅側頭動脈カテーテル留置後に放射線治療・動注化学療法開始となる

Step 1 口腔粘膜炎の頻度・つらさ・重症度を把握しよう

　化学放射線療法における口腔粘膜炎は，がん薬物療法単独や造血幹細胞移植などの治療に比べ高頻度に発生します（図1）．動注化学放射線療法を行う患者ほぼ全員に発症し，

図1 治療法と口腔粘膜炎発症の頻度

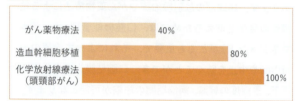

がん薬物療法	40%
造血幹細胞移植	80%
化学放射線療法（頭頸部がん）	100%

図2 口腔粘膜炎の重症度評価

Grade 1	Grade 2	Grade 3
症状がない，または軽度の症状；治療を要さない	経口摂取に支障がない中等度の疼痛または潰瘍；食事の変更を要する	高度の疼痛；経口摂取に支障がある

Grade 1：粘膜紅斑

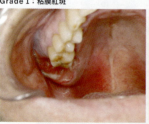

口腔粘膜が浮腫状に変化し，ピリピリ，チクチクした感じ．喉の違和感を感じる

Grade 2：斑状潰瘍または偽膜

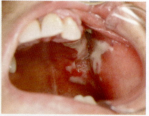

粘膜発赤と潰瘍形成，偽膜の付着，持続的な鈍痛が現れる．食事はできるが飲み込むと痛い

1～2週目前後から出現し始めます．照射線量や抗悪性腫瘍薬投与の増加に伴い，びらん，潰瘍，偽膜などの症状が強くなり，口腔内細菌や義歯などの刺激により，さらに症状が悪化します．

口腔粘膜炎の重症度の評価基準を図2に示します．30～40Gyを超えると，痛みにより経口摂取が困難となり，悪心・嘔吐や全身倦怠感が出現し経管栄養や医療用麻薬（オピオイド等）使用が必要となります．

口腔粘膜炎の重症化予防方法はいまだに確立されていないため，オーラルマネジメントが重要となります．オーラルマネジメントの目的は，痛みの緩和，粘膜炎の二次感染予防で，その目的を果たすために，①口腔内の清潔保持，②口腔内保湿，③痛みのコントロールが基本となります．

Grade 4

生命を脅かす；緊急処置を要する

有害事象共通用語規準 v5.0 日本語訳 JCOG版より引用，改変
JCOGホームページ http://www.jcog.jp/

Grade 3：融合した潰瘍・偽膜：わずかな外傷で出血

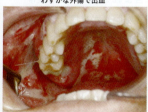

強い粘膜発赤・潰瘍形成，偽膜付着，一部出血，潰瘍の刺すような痛みが発生する．喉頭粘膜の発赤，潰瘍形成，嚥下痛による経口摂取困難，唾液が飲み込めないといった咽頭症状もみられる

Grade 4：組織の壊死・顕著な自然出血（生命の危機）

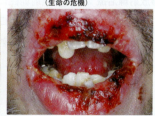

鎮痛薬の効果がない強い痛みが発生し，全身的な発熱で敗血症の危険性が高まる

Step 2　口腔粘膜炎のリスクを把握しよう

　口腔粘膜炎発症のリスクファクターには，治療内容と患者背景があります．

　がん薬物療法と放射線療法を齲歯や歯周病が放置された状態で開始すると，治療中に症状が悪化することがあるため，治療開始前に歯科治療をすませておくことが望ましいでしょう．

　口腔特有の粘膜炎増悪因子として，金属修復物があげられます．金属の影響による後方散乱線で粘膜の菲薄化や炎症の増悪が早まります．金属の影響はオーラルマネジメントだけでは対応できませんが，治療前に歯科で口腔内装置（スペーサー）の作製や金属を除去することにより，散乱線による粘膜炎の増悪を防ぐことができます．

1．治療内容

❶**がん薬物療法**：抗悪性腫瘍薬の大量投与や多剤併用すると口腔粘膜炎はさらに高頻度で発症します．

❷**放射線治療**：口腔が照射範囲に含まれると，口腔粘膜は細胞の再生が妨げられるため口腔粘膜炎が発症しやすくなります．また，唾液腺が照射範囲に含まれると照射によって唾液分泌機能が低下し，口腔乾燥が進むため口腔粘膜炎が好発します．

2．患者背景

❶**口腔衛生状態不良**：齲歯，歯周病，舌苔，歯磨き不足

❷粘膜異常：不適合義歯，金属修復物，歯の鋭縁，口腔乾燥

❸免疫機能低下：糖尿病，自己免疫疾患，高齢者，低栄養，喫煙，飲酒

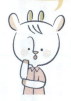

> 歯周病などが放置された状態で化学放射線療法を開始すると，治療中に症状が悪化することがあります．
>
> 歯科治療をすませてから治療を開始しましょう

Step 3　オーラルマネジメントを実践しよう

　逆行性超選択的動注化学療法と連日同時放射線療法は，より口腔粘膜炎が重症化しやすいのが特徴です．そのため当院では，オーラルマネジメント・プログラム（図3）を立案し，患者ケアを行っています．

　同プログラムでのオーラルマネジメント開始後は，開始前と比較し，口腔粘膜炎の重症化を予防することができています．プログラム内容を以下に示します．

図3 当院のオーラルマネジメント・プログラム

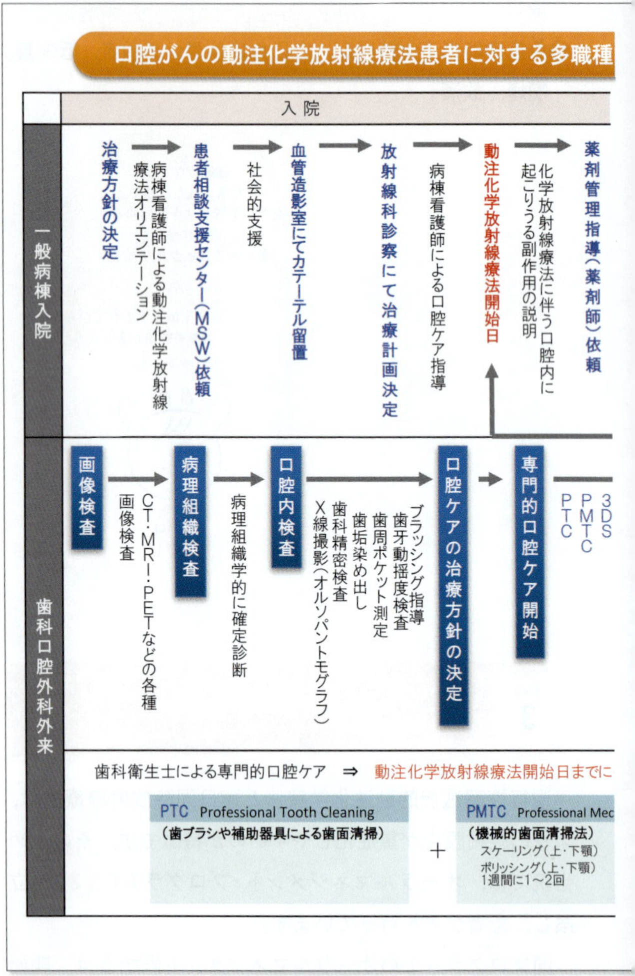

口腔がんの動注化学放射線療法患者に対する多職種

	入院

一般病棟入院

治療方針の決定
→ 病棟看護師による動注化学放射線療法オリエンテーション
→ 患者相談支援センター(MSW)依頼
→ 社会的支援
→ 血管造影室にてカテーテル留置
→ 放射線科診察にて治療計画決定
→ 病棟看護師による口腔ケア指導
→ **動注化学放射線療法開始日**
→ 化学放射線療法に伴う口腔内に起こりうる副作用の説明
→ 薬剤管理指導(薬剤師)依頼

歯科口腔外科外来

画像検査
CT・MRI・PETなどの各種画像検査
→ 病理組織検査
病理組織学的に確定診断
→ 口腔内検査
X線撮影(オルソパントモグラフ)
歯垢染め出し
歯科精密検査
歯周ポケット測定
歯牙動揺度検査
ブラッシング指導
→ 口腔ケアの治療方針の決定
→ 専門的口腔ケア開始
PTC
PMTC
3DS

歯科衛生士による専門的口腔ケア ⇒ 動注化学放射線療法開始日までに

PTC Professional Tooth Cleaning (歯ブラシや補助器具による歯面清掃)	+	PMTC Professional Mec (機械的歯面清掃法) スケーリング(上・下顎) ポリッシング(上・下顎) 1週間に1~2回

Part 3 がん放射線治療を受ける患者のスキンケア

緩チームアプローチとオーラルマネジメントプログラム

	外 来

手術（三者併用療法が必要な場合）

化学放射線療法に伴う栄養摂取対策

栄養サポート（管理栄養士）依頼

化学放射線療法に伴う心理的支援と疼痛対策

緩和ケアチーム依頼

化学放射線療法に伴う放射線皮膚炎予防対策

予防的スキンケア（WOC）依頼

化学放射線療法に伴う薬剤と副作用対策

口腔衛生管理・指導

口腔粘膜炎管理指導

患者によるセルフケア指導

※動注化学放射線療法開始日までに終了させる

スペーサー作製

放射線治療に伴う歯科金属冠による二次放射線発生予防のためマウスピース（スペーサー）を作製

外来経過観察

完了する（2週間は必要）

hanical Tooth Cleaning	+	**3DS Dental Drug Delivery System** （除菌療法とフッ素塗布） マウスピースに抗菌剤やフッ化物を入れて5分間除菌する方法 除菌とフッ素塗布を2〜3回行う

（静岡がんセンター口腔ケア基準を引用・改変）江南厚生病院

1. 治療開始前

❶入院前

　治療方針決定後，口腔内診査・評価（歯周ポケット測定，歯の動揺度検査，口腔内清掃状態の確認），オーラルマネジメント方針の決定・セルフケア（ブラッシング，含嗽，保湿）指導を歯科衛生士が行います.

❷入院後

　動注化学放射線療法開始日までに，専門的口腔ケア（PTC，PMTC，3DS）を開始し，スペーサーの作製と着脱指導もあわせて行います.

2. 治療開始後／口腔粘膜炎出現後

❶Grade 1 の場合

- Grade 1 の口腔粘膜炎の場合，患者本人の自覚症状は軽度であり，自己でのセルフケアが可能です.
- セルフケアができるように歯科衛生士が患者指導を行います.
- ブラッシング指導（歯ブラシは軟毛歯ブラシへ変更するように指導）を行います.
- 口腔粘膜炎早期のうちは，治療前と同様に歯磨きができることを説明します.
- アズレンスルホン酸ナトリウムにて1日8回（起床時・毎食前後・就寝前）含嗽するように指導します.

PTC　professional tooth cleaning，専門家による歯面清掃
PMTC　professional mechanical tooth cleaning，専門道具を使用した歯面清掃
3DS　dental drug delivery system，専用薬剤による口腔内除菌法

- 歯科衛生士は患者の状態に合わせてセルフケアチェックを実施します．

❷Grade 2の場合

- 口腔粘膜の発赤，潰瘍形成，鈍痛により自己での歯磨きは徐々に困難となります．
- 歯磨剤が粘膜に染みる場合は低刺激の歯磨剤に変更するか，歯磨剤を使わず水だけのブラッシングにします．
- 口腔粘膜炎が強くなり潰瘍や偽膜が確認できた時点で，歯ブラシは軟毛歯ブラシや超軟毛歯ブラシに変更するよう指導します（図4・図5）．

図4 歯と歯肉に優しい軟毛歯ブラシ

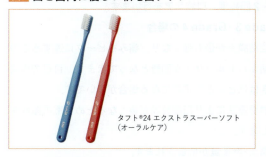

タフト®24 エクストラスーパーソフト
（オーラルケア）

図5 荒れた粘膜や歯肉にやさしい超軟毛歯ブラシ

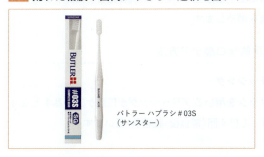

バトラー ハブラシ#03S
（サンスター）

- 口腔内乾燥が著明な場合は，保湿剤やグリセリン60mL＋アズレンスルホン酸ナトリウム5包を注射用水に溶解（全量500mL）した含嗽剤の使用も考慮します．
- 含嗽剤は粘膜炎の強さ，痛みの症状に合わせて4％リドカイン塩酸塩液5mLまたは15mL＋アズレンスルホン酸ナトリウム5包を生理食塩水に溶解（全量500mL）した含嗽剤の使用を開始します．
- Grade 2になると主治医の指示で，①鎮痛薬（NSAIDsまたはアセトアミノフェン），②オピオイド導入，③定期的なオピオイドが開始となることが多くなります．
- 歯科衛生士は上記の内容の患者指導に加えて，1週間に1〜2回程度，口腔ケアを行います．

❸Grade 3・Grade 4の場合

- 口腔粘膜炎が最も強くなり，痛みもピークに達するこの時期からセルフケアが困難となってきます．自己での歯磨きはほとんど不可能になる場合が多いです．
- 放射線療法により口腔乾燥が強くなるため含嗽の徹底を促します．
- 鎮痛薬・麻薬量が増量されます．
- 歯科衛生士は患者の口腔内状況に応じて口腔ケアの介入回数を増やします．

3. 具体的な口腔ケア方法

❶ブラッシング

- 歯ブラシを用いるブラッシングが口腔ケアの基本となります．1日4回（毎食後・就寝前）行います．

❷歯ブラシの選択

- ヘッドが小さく，柄がストレートで毛先が柔らかいものを選択します（粘膜になるべく触れないで，歯のみを磨くことができるもの：図4・図5）．
- 歯ブラシはペングリップで持ち，小刻みに歯ブラシを振動させ，1本ずつ磨きます（図6）．

図6 歯ブラシの持ち方・磨き方

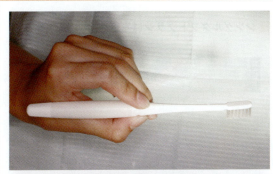
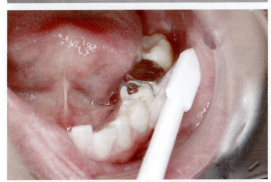

ペングリップで持ち，小刻みに歯ブラシを振動させて1本ずつ磨く

- 普通の歯ブラシが届きにくい奥の歯や裏側の清掃，悪心や開口障害があるときには，シングルタフトブラシ(1本磨き用ブラシ)の使用を指導します(図7)．

❸含嗽(図8)
- 口腔内の保清・保湿を目的とした含嗽を行うことが重要です．
- 含嗽の回数は起床時・毎食前後・就寝前など1日7〜8回が目安となります．
- 含嗽方法は「ぶくぶくうがい」を行うよう指導します．

図7 シングルタフトブラシ(1本磨き用ブラシ)

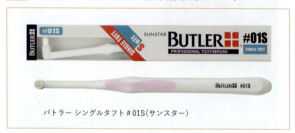

バトラー シングルタフト#01S(サンスター)

図8 お口の潤い簡単ケアリンス

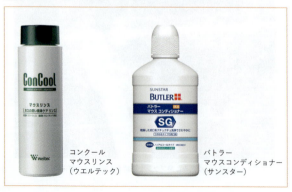

コンクール マウスリンス (ウエルテック)

バトラー マウスコンディショナー (サンスター)

❹歯磨剤

- 口腔粘膜に痛みを生じることを防ぐため，メントールやアルコール含有のものは避けます．
- 虫歯予防のためフッ素の配合されているものを選択します（図9）．

❺保湿剤

- スプレー型やジェル型があり，それぞれの特徴を説明し患者に合った保湿剤を選択します（図10）．

図9 フッ素が配合された歯磨剤

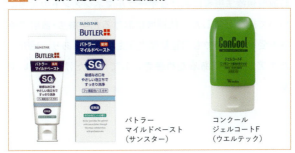

バトラー
マイルドペースト
（サンスター）

コンクール
ジェルコートF
（ウエルテック）

図10 保湿剤

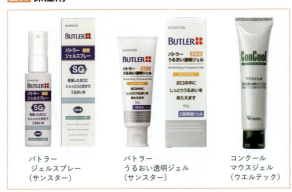

バトラー
ジェルスプレー
（サンスター）

バトラー
うるおい透明ジェル
（サンスター）

コンクール
マウスジェル
（ウエルテック）

逆行性超選択的動注化学療法と連日同時放射線療法は高い治療効果がある一方で，有害事象として口腔粘膜炎が必発します．そのため，入院前から口腔内環境を整えることに加え，治療に向けてのセルフケア指導が重要になります．また，患者自身がセルフケアを実施していても，治療開始後の口腔粘膜炎発生率は100％であるため，患者の粘膜炎Gradeに合わせたケア介入が必要です．

　今回は，当院での逆行性超選択的動注化学療法と連日同時放射線療法患者におけるオーラルマネジメントの実際について紹介しました．他領域における化学療法・放射線療法を受ける患者でも口腔粘膜炎発生リスクはあり，紹介したケアが有効であるため参考にしていただけると幸いです．

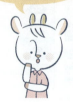

患者がセルフケアを行っていても，口腔粘膜炎は必ず発症します．Gradeに合わせたケアを行いましょう

Memo

引用・参考文献

1) 日本臨床腫瘍研究グループ：有害事象共通用語規準 v5.0 日本語訳 JCOG版. http://www.jcog.jp/assets/CTCAEv5J_20220901_v25_1.pdf （2024年11月閲覧）

2) 独立行政法人国立がん研究センター：全国共通がん医科歯科連携講習会テキスト. p.25-45, 厚生労働省委託事業, 2012.

3) 勝良剛詞ほか：頭頸部放射線療法を受ける患者へのオーラルマネジメント. がん看護, 21(3＋4)：336-342, 2016.

4) 廣瀬知二ほか：そうだったんだ！口腔粘膜炎——がん患者の口腔の変化とケア方法. デンタルハイジーン, 39(2)：140-151, 2019.

5) 熊本県歯科衛生士会：歯科衛生士のためのがん口腔支持療法セミナー——がん化学療法を理解する. p.56-59, 2018.

6) 大田洋二郎ほか編：焦点/がん患者の口腔トラブルとケア. 看護技術, 52(14)：10-51, 2006.

（水谷晴美, 加藤佑奈）

Memo

Part
4

がん終末期患者の
スキンケア

スキン-テアの予防とケア

褥瘡の予防とケア

IAD（失禁関連皮膚炎）の予防とケア

がん性皮膚潰瘍のアセスメントとケア

瘻孔のアセスメントとケア

浮腫とリンパ漏のアセスメントとケア

MDRPU（医療関連機器褥瘡）の予防とケア

がん終末期患者のスキンケア❶

スキン-テアの予防とケア

スキン-テアが発生した事例

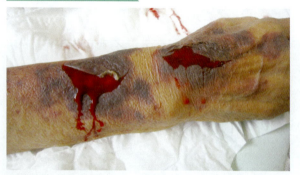

患者：Aさん，80代，女性．腎不全末期．ステロイド外用薬を使用

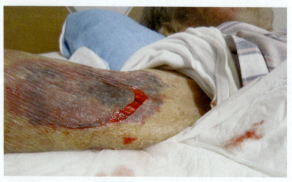

患者：Bさん，80代，男性．肺がん．抗悪性腫瘍薬使用歴あり

スキン-テアを予防できた事例

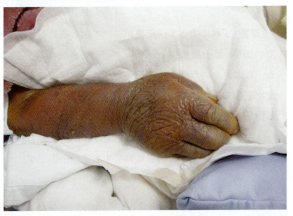

患者：Cさん，90代，女性．大腸がん終末期．乾燥，チアノーゼ症状がみられる

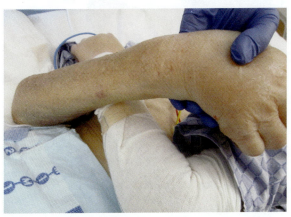

患者：Dさん，70代，女性．大腸がん．浮腫がみられる

スキン-テアとは

「摩擦・ずれによって，皮膚が裂けて生じる真皮深層までの損傷（部分層損傷）をスキン-テア（皮膚裂傷）とする．なお，外力が関係する天疱瘡，類天疱瘡，先天性表皮水疱症の創傷については，疾患に由来するものか判断し難いため含める」とされています[1]．

スキン-テアは，医療，療養環境のなかで生じる摩擦やずれによって主に高齢者に発生する急性創傷です．

●STAR分類システム

カテゴリー1a	カテゴリー1b	カテゴリー2a
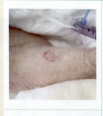	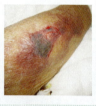	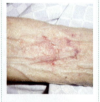
創縁を（過度に伸展させることなく）正常な解剖学的位置に戻すことができ，皮膚または皮弁の色が蒼白でない，薄黒くない，または黒ずんでいない．	創縁を（過度に伸展させることなく）正常な解剖学的位置に戻すことができ，皮膚，または皮弁の色が蒼白，薄黒い，または黒ずんでいる．	創縁を正常な解剖学的位置に戻すことができず，皮膚または皮弁の色が蒼白でない，薄黒くない，または黒ずんでいない．

具体例としては,
　①四肢がベッド柵に擦れて皮膚が裂けた(ずれ)
　②絆創膏を剥がすときに皮膚が裂けた(摩擦)
　③体位変換時に身体を支持していたら皮膚が裂けた(ずれ)
　④更衣時に衣服が擦れて皮膚が裂けた(摩擦・ずれ)
などという状況に遭遇します.

スキン-テアのアセスメントの分類としては,「STAR分類システム」[1)]があります.

カテゴリー2b	カテゴリー3
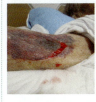	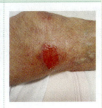
創縁を正常な解剖学的位置に戻すことができず,皮膚または皮弁の色が蒼白,薄黒い,または黒ずんでいる.	皮弁が完全に欠損している.

文献1)より(写真は筆者)

発生事例と予防事例，
何が違うの？

　大きな違いは，①スキンケア（清浄，保湿，保護）の有無，②使用薬剤の有無，③周囲環境の整えです．

　予防できた事例は，スキン-テアのリスクアセスメントにより「リスクがある」と判断し，愛護的なスキンケアと皮膚の保護が実践されていました．

　一方，発生事例（Aさん）は末期状態の方で，車椅子からベッドへの移乗の際にベッド柵にぶつけてしまいました．皮膚に紫斑がありスキン-テアの発生リスクがありましたが，リスクアセスメントの不足から，予防的なスキンケアや皮膚の保護がされていませんでした．

　Bさんは，皮膚が菲薄化しており脆弱な皮膚でしたが，皮膚の保護がされていませんでした．ベッドから立ち上がる際，転倒しそうになった患者の腕を介護者が握ってしまったことで皮膚が裂傷してしまいました．

　臨床の現場は，加齢に伴う皮膚の老化に加え，免疫・代謝機能の低下や低栄養，疾患や治療の影響など，皮膚の生理機能を損なう要因をもった患者が多くいます．とくに終末期の患者は，循環動態の悪化，低酸素状態，多臓器不全により全身の血流還流が低下しています．人体を覆う最大の臓器である皮膚への酸素供給，栄養，水分バランスが乱れているため皮膚は乾燥し菲薄化し，バリア機能が低下して外的刺激を受けやすく，皮膚障害が生じやすい状態にあります[2]．

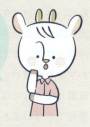

高齢者にスキン-テアが多いのは，表皮，真皮，皮下組織が菲薄化し，表皮突起とそれに嵌入する真皮乳頭の突出も平坦化し，皮膚の弾力性が低下するからです

1. 皮膚の老化

　高齢者の皮膚の特徴は，細胞分裂の低下による表皮の回転周期（ターンオーバー）の延長，棘細胞層の減少，表皮突起の平坦化による皮膚の菲薄化があります．それにより，機械的刺激によって表皮の最下層にある基底層が剥がれやすくなります．表皮の角質細胞間脂質にあるセラミドの減少，角質細胞内水分の減少，真皮のコラーゲンの架橋結合の減少，エラスチンの変性で菲薄化します．

　高齢者の皮膚は，表皮と真皮の結びつきは弱く，真皮の弾力性も失われるため，皮膚は剥離しやすくなり，外力によりずれが起こりやすいのです．また，皮膚の老化の特徴にドライスキンがあります．毛包や皮脂腺の萎縮により，汗や皮脂成分が減少し，皮膚のバリア機能を果たす皮脂膜が形成されにくくなります．

　したがって，皮膚の老化でスキンケア上注意すべきは，①皮膚の菲薄化，②ドライスキンといえます．

2. 免疫・代謝の低下

　筋肉中のタンパク質や脂肪の分解亢進，肝臓での糖新生亢進，吸収不良症候群などによって低タンパク血症や

貧血，電解質異常などを伴います．

さらに，低タンパク血症による水分の過剰な蓄積，静脈還流の減少，血漿タンパク質の低下やリンパ節転移などで浮腫をきたします．浮腫を生じた皮膚は乾燥しやすく，わずかな摩擦やずれで容易に皮膚が損傷します．また，細菌が侵入した場合の防御機能となるリンパ管が十分に機能できないことで，免疫能が低下して感染を起こしやすい状態になります[3]．

3. 疾患や治療の影響

殺細胞性抗悪性腫瘍薬では，細胞分裂を行う基底細胞に影響が及びます．皮膚のターンオーバー，セラミドや天然保湿因子（NMF）の合成機能に影響して，皮膚の保湿機能やバリア機能が破綻してドライスキンに傾きやすくなります．

分子標的治療薬は，殺細胞性抗悪性腫瘍薬に比べて副作用の出現は少ないとされてきました．しかし，皮膚に対してEGFR系阻害薬は表皮角化細胞にEGFRが存在することから，その細胞分裂に影響を及ぼして，皮疹や乾燥，瘙痒感などの皮膚症状が出現します．

そのほか，長期にわたってステロイド外用薬を使用していると，コラーゲンの産生が抑制され皮膚の菲薄化が

NMF
natural moisturizing factor
天然保湿因子

EGFR
epidermal growth factor receptor
上皮成長因子受容体

促進されるため，軽微な外力で皮膚が裂傷（スキン-テア）してしまいます．また，抗凝固薬を服用していると皮下出血を起こしやすく，表皮と真皮の結合が弱くなるためスキン-テアが発生しやすくなります．

これらの理由から，スキン-テアの予防にはリスクアセスメントが重要であり，リスクのある患者には予防的スキンケアを行う必要性が高いといえます．

以下，スキン-テアの予防ケアや管理などについて紹介します．

Memo

Step 1	スキン-テアのリスクを確認しよう

　入院または入所時に全身の皮膚状態を観察し，スキン-テアの保有と既往を確認します．「保有」がある場合はスキン-テアの管理を行います．「保有」がない場合は，スキン-テアの既往を確認します．既往がない場合は「個体要因のリスクアセスメント」を行います．

　個体要因のアセスメントは，「全身状態」の9項目と「皮膚状態」の5項目の該当の有無で判断します（表1）．計14項目中1項目でも該当すると「個体要因のリスクあり」と判定します[1]．

表1 個体要因のリスクアセスメント

●**全身状態（9項目）**
□ 加齢（75歳以上）
□ 治療（長期ステロイド薬使用，抗凝固薬使用）
□ 低活動性
□ 過度な日光曝露歴（屋外作業・レジャー歴）
□ 抗がん薬・分子標的薬治療歴
□ 放射線治療歴
□ 透析治療歴
□ 低栄養状態（脱水含む）
□ 認知機能低下

●**皮膚状態（5項目）**
□ 乾燥・鱗屑
□ 紫斑
□ 浮腫
□ 水疱
□ ティッシュペーパー様
　（皮膚が白くカサカサして薄い状態）

文献1）p.19より引用

●スキン-テアの既往の観察方法

スキン-テアの既往の観察として，全身の皮膚観察時に，スキン-テアが治癒した際に認める特徴的な瘢痕所見がないかを観察します．

スキン-テアが治癒すると，白い線状や星状の瘢痕を認めるため，その有無で判断することができます（図1）．

図1 スキン-テアの既往

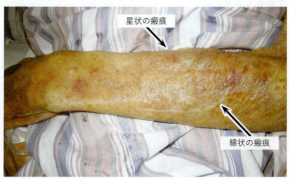

白い線状や星状の瘢痕の有無でスキン-テアの既往を判断できる

Memo

Step 2 予防的スキンケアと必要な物品を準備しよう

予防的スキンケアという考えで最も重要となるのは、皮膚の生理機能を最大限に保つために、最も重要なバリア機能をもつ表皮をいかに維持するかです.

具体的なスキンケアとしては、皮膚の清潔と皮膚の保護があげられ、看護におけるスキンケアは予防的スキンケアを重視します[3].

●スキン-テアの予防に必要な物品

スキン-テアは前述したリスクについてアセスメントし、発生しないようにケアすることが重要です. その対策として、予防的スキンケア、外力からの保護、栄養管理が必要になります.

スキンケアや皮膚の保護に関しては、愛護的なケアが必要ですが、終末期にある患者個々の状態に合わせてケア時間等、苦痛が最小限でできるシンプルケアを行う必要があると考えます.

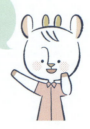

バリア機能をもつ表皮をいかに維持するかが、予防的スキンケアの最も重要な要素です

> **Step 3** 脆弱な皮膚に対する
> 予防的スキンケアを実施しよう

1. 洗浄剤の選択

　健康な皮膚は弱酸性（pH4.5〜6程度）です．JIS規格の洗浄剤はpH9〜11で，健康な皮膚は一過性にアルカリ性になってもpHの回復ができます．しかし，高齢者は皮脂が少ないので戻りにくく，バリア機能低下につながってしまいます．つまり，高齢者や疾患で皮膚が脆弱と感じたら弱酸性の洗浄剤を使うほうが望ましいのです[4]．

　しかし，汚れ落ちの観点からは，アルカリ性洗浄剤と比べると弱酸性洗浄剤は汚れ落ち効果が低下するものが多いといわれています．

　アポクリン腺の開口する外陰部や汗の成分が濃い腋窩などは，アルカリ性のため細菌が繁殖しやすく感染しやすい部位といえます．汚れの状況によって洗浄剤を使い分けることが必要といえます．真菌感染などの発生のある場合は，抗カビ成分ミコナゾール硫酸塩と細菌の増殖を抑制する殺菌成分配合の洗浄剤などもあるので，ケースに応じた選択をすることが望ましいです．

　また，泡立てる時間がとれない，患者の状況でケアに時間をかけられず時間短縮したいなどシンプルケアを行う場合に，界面活性剤を洗浄効果のある濃度（臨界ミセル濃度：CMC）に配合した洗浄剤も販売されています（図2）．

　洗い流しが不要で拭き取り清浄でもよいため，洗浄水による飛散を防御する場合にも有効と思われます（図3-❷）．

図2 洗い流し不要の洗浄剤など

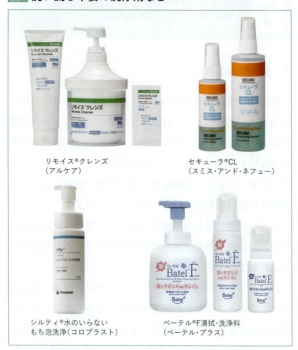

リモイス®クレンズ
（アルケア）

セキューラ®CL
（スミス・アンド・ネフュー）

シルティ®水のいらない
もち泡洗浄（コロプラスト）

ベーテル®F清拭・洗浄料
（ベーテル・プラス）

2. 愛護的な皮膚の洗浄方法

　皮膚にダメージを与えずに，効果的に汚れを落とすとよいでしょう．洗浄剤を十分に泡立てて，厚みのある泡で優

ミセル濃度
洗浄剤に含まれる界面活性剤は，1つの分子のなかに疎水性と親水性をもつ．濃度が濃くなり，ある濃度に達することで分子が互いに集まり会合体をつくる．その界面活性剤が皮膚から汚れを引き離すことができる．

CMC
critical micelle concentration，臨界ミセル濃度

しく洗うことを推奨します．洗い流す際は 37 〜 39℃程度の微温湯を使用し，高水圧は避けましょう．拭き取りは擦らず，抑え拭きしましょう．

3. 皮膚の保湿

皮膚が乾燥した人は，低刺激性のローションタイプなどの伸びのよい保湿剤を 1 日 2 回，あるいは状態によってはそれ以上塗布し，皮膚を滑らかに保つようにします（図 3-❸）．保湿剤は，摩擦が起こらないように毛の流れに沿って押さえるように塗布します．

4. 寝衣の選択

寝衣は長袖，長ズボンを選択します．あるいは，四肢には筒状包帯（図 3-❹），上肢には肘までのアームカバーなどを使用します．なお，レッグカバーやアームカバーなどは，肌触りが柔らかく，伸縮性やクッション性を兼ね備えたものを選択します．

上肢に強度な関節拘縮がある場合は，あらかじめアームカバーなどで前腕を保護してから更衣を行いましょう．なお，清拭や更衣の際，上肢は図 4 のように下から支えるように持ち，握らないように留意しましょう．

5. 外力からの保護ケア（周囲環境）

ベッド柵への接触時の外力を緩衝し，かつベッド柵の隙間から手足が出ないようにカバーを装着するとよいでしょう（図 5）．車椅子移乗時は，靴下と靴を着用し足を守るようにします．

図3 がん終末期の予防的スキンケア

患者：90代，女性，がん性イレウス
（腸管壊死にて回腸ストーマを造設）

❶スキンケア前

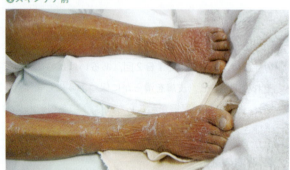

❸保湿後

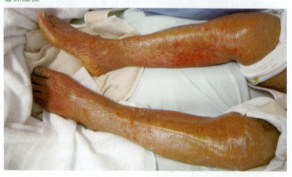

「全身状態」4項目，「皮膚状態」3項目が該当しており，スキン-テア発生のハイリスクと判定した．そこで，予防的スキンケアのプランを立て，❶弱酸性洗浄剤による清拭，❷保湿2回/日，❸筒状包帯による保護を行うことで発生はみられなかった

●全身状態（9項目）

- ☑ 加齢（75歳以上）
- ☑ 治療（長期ステロイド薬使用，抗凝固薬使用）
- ☑ 低活動性
- ☐ 過度な日光曝露歴（屋外作業・レジャー歴）

❷水のいらないもち泡清浄

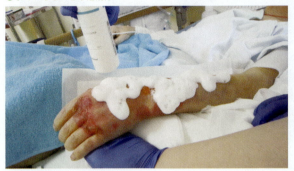

❹筒状包帯による四肢の保護

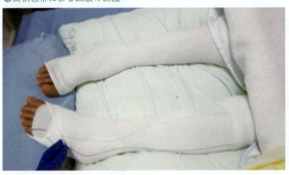

Part 4 がん終末期患者のスキンケア

□ 抗がん薬・分子標的薬治療歴	●**皮膚状態**（5項目）
□ 放射線治療歴	✔ 乾燥・鱗屑
□ 透析治療歴	□ 紫斑
✔ 低栄養状態（脱水含む）	✔ 浮腫
□ 認知機能低下	□ 水疱
	✔ ティッシュペーパー様（皮膚が白くかさかさして薄い状態）

図4 上肢に関節拘縮がある場合の清拭・更衣

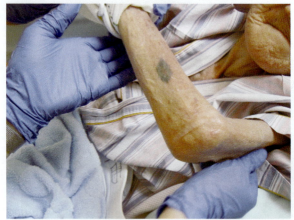

上肢は下から支えるように持ち,握らないように注意する

図5 外力からの保護ケア

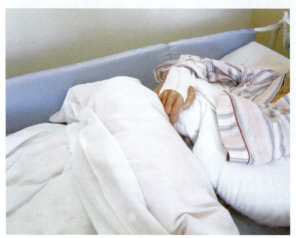

ベッド柵にカバーを装着し,接触時の外力を緩衝する

Step 4 STAR分類システムをもとに創傷を管理しよう

　組織欠損の程度および皮膚または皮弁の色を観察し，「STAR分類システム」を用いて評価しましょう．

1．創傷管理の手順

　軽く圧迫し，止血してから洗浄します．洗浄は微温湯を用いますが，痛みを伴う場合には温めた生理食塩水を使用しましょう．予防的なスキンケアと同様に，洗浄剤は弱酸性のものをしっかりと泡立てて，泡をなでるように優しく洗います．

　皮弁がある場合には湿らせた綿棒や手袋をした指，または無鉤鑷子を使って皮弁をゆっくりと元の位置に戻します．この処置により創治癒の促進がはかれますが，痛みを伴うことを説明してから実施しましょう．皮弁を戻すのが難しいときは，生理食塩水を湿らせたガーゼを5〜10分ほど置き，再度試みます．

　カテゴリー1a・1bで放置すると創面が露出する場合には，皮膚接合用テープなどで保護するとよいです．その場

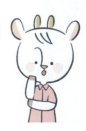

皮弁を戻すときは，
痛みが伴うことを
説明してから行いましょう

合,紫斑部位を避けて,テープの間隔をあけて貼付しましょう．しかし,関節部付近は皮膚の可動に伴いテープ部に緊張が加わるため避けます．また,テープによるスキン-テアの発生リスクも伴うため,テープが自然に浮いて剥がれるまでは剥離は避けましょう．

2. 創傷被覆材の選択

新たな創傷を発生させないために,非固着の創傷被覆材を選択し貼付します．非固着性の創傷被覆材には,ソフトシリコーン/ポリウレタンフォーム,シリコーンメッシュドレッシング,多孔性シリコーンゲルシートなどがあります(図6).

図6 非固着の創傷被覆材

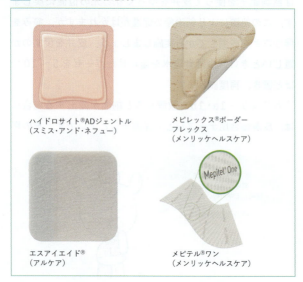

ハイドロサイト®ADジェントル
(スミス・アンド・ネフュー)

メピレックス®ボーダーフレックス
(メンリッケヘルスケア)

エスアイエイド®
(アルケア)

メピテル®ワン
(メンリッケヘルスケア)

3. 創傷被覆材の交換

創傷被覆材の交換は，皮弁の生着を促進するために数日そのままにしておきます（図7-❶）．ただし，感染徴候などの危険がある場合には留意する必要があります．

創傷被覆材は，新たなスキン-テアを発生させないように優しく剥がします．剥離時に新たな発生を起こす可能性があると判断した場合には，剥離剤を使用しましょう．不透明な創傷被覆材を使用している場合には，貼付した日付と皮弁の向きに合わせて剥離する方向を矢印で記入しておき（図7-❷），皮弁固定を妨げないようにゆっくりと剥離しましょう．

図7 創傷被覆材の交換

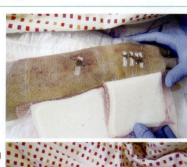

❶ 皮膚接合用テープを1週間貼付し剥がれた様子

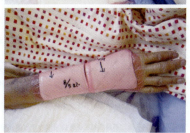

❷ 剥がす方向と貼付した日付を記入する

引用・参考文献

1) 日本創傷・オストミー・失禁管理学会編：ベストプラクティス スキン-テア（皮膚裂傷）の予防と管理．照林社，2015．

2) 溝上祐子：がんの進行や再発に伴う脆弱な皮膚のケア，松原康美，蘆野吉和編集：がん患者の創傷管理 症状緩和ケアの実践，照林社，2007．

3) 斎藤知恵実：スキンテア（皮膚裂傷）に対するケアと最新知識．エンドオブライフケア，4(2)：13-21，2020．

4) 安部正敏編：病態・処置別スキントラブルケアガイド．学研メディカル秀潤社，2008．

5) 日本看護協会認定看護師制度委員会 創傷ケア基準検討会編：スキンケアガイダンス．創傷ケア基準シリーズ3，日本看護協会出版会，2002．

（加瀬昌子）

Memo

がん終末期患者のスキンケア❷

褥瘡の予防とケア

褥瘡が発生した事例

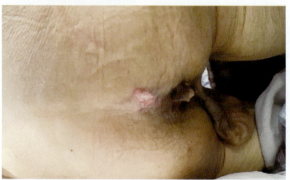

患者：Eさん，70代，男性．大腸がん．予後数日のときに褥瘡が発生

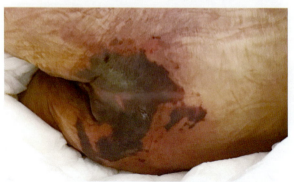

患者：Fさん，70代，男性．大腸がん．予後数日のときに褥瘡が発生

終末期患者に起こる褥瘡とは

がん終末期患者はがん悪液質症候群によって，るいそうによる病的骨突出と皮膚のたるみ，皮膚の乾燥，浮腫などがみられます．また，終末期患者はがんが進行し予後3週未満になると，さまざまな身体症状が出現します．痛みや呼吸困難，腹部膨満感，全身倦怠感，筋力低下などによって活動性や可動性が低下します．

さらに，終末期患者の場合，褥瘡予防には欠かせない体位変換によって痛みや呼吸困難，全身倦怠感等が強くなってしまったり，腹部膨満感により体幹が大きくなり体を動かせるスペースが狭くなってしまったりして有効な体位変換ができないことも多々あります．

このように終末期患者は，個体要因を多く保有することと，さまざまな身体症状から一般によいとされている標準的な褥瘡予防ケアが実施できないことが影響し褥瘡が発生します．

また，終末期で死が近づくにつれて，皮膚も機能不全状態(skin failure)に陥ります[1]．防ぎきれない褥瘡として，KTU(ケネディ・ターミナル潰瘍)の存在が報告されています[2]．

KTU
Kennedy terminal ulcer
ケネディ潰瘍．圧迫やずれ力に加えて，終末期の低循環，低酸素，多臓器不全による皮膚の血流不全に伴って起きる皮膚の脆弱性に起因する潰瘍のこと

発生を予防できた事例と発生・重症化した事例, 何が違うの?

　褥瘡予防で必要な体位変換は, 終末期でみられるさまざまな症状を増強させる危険性があることから, 患者から「動くと息苦しくなる/痛くなる」と言われると, 医療者は体位変換を行うことに躊躇しがちです. しかし, 患者は「動きたくない」わけではありません. 同一体位によって骨突出部に痛みが強くなるため,「本当は動きたいけど, 動くと息苦しくなる/痛くなるから動けない」という思いがあります[3].

　褥瘡予防するためには, いつ, どこを, どのように動かすと, どうなるのかを詳しく情報収集し, その行動を回避する方法を検討します. そして,「終末期だから」と症状緩和のみを優先せず, 症状緩和と褥瘡予防をできるだけ両立できるように, 患者と相談しながらケアを工夫することも大切です.

　また, 事例Fさんは, 死亡数日前に急に暗紫色に皮膚が変化し, 潰瘍形成をきたしたため, KTUであると判断しました. その特徴については後述します.

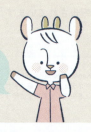

体位変換時の苦痛について詳細な情報を収集し, その動きを回避する方法を検討しましょう

> **Step 1** 終末期患者の特徴を理解し，褥瘡発生のリスクアセスメントをしよう

褥瘡発生のリスクアセスメントとして，障害老人の日常生活自立度（以下，自立度）やブレーデンスケール，OHスケールなどがあります．この際のポイントは，「終末期患者の特徴を理解したうえで採点すること」です．たとえば，痛みの緩和や呼吸困難の緩和を目的にオピオイドが使用されていたり，不眠の緩和を目的に睡眠薬が使用されている場合には，麻痺や意識レベル低下がなくても身体の不快を感じにくい状況になっていると考え，知覚の認知は3点で評価します．

また，活動性や可動性は「自分でベッドから離れることができる」「体位変換できる」という能力ではなく，「1日のうち，どれぐらいの頻度で，それらを実施できているのか」を，患者の実際の動きをよく観察し，それに基づいて採点します．

リスクアセスメントツールの合計点だけではなく，項目ごとに評価をして，褥瘡予防ケアの導入を開始していきます．

このリスクアセスメントが誤っていると，体圧分散ケアや摩擦・ずれに対するケアなども変わってしまうので，正しく評価することがとても重要です．

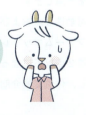

リスクアセスメントを誤ると，ケアの内容も変わってくるので，正しく評価することが大切です

Step 2　体位変換を妨げる症状の有無を確認し，症状緩和方法を検討しよう

　患者が体位変換を拒む場合には，何らかの理由があります．まずは，体位変換を妨げる症状はあるのか，それはどのような症状なのかを確認します．

　その症状を緩和するためには，「いつ，どこが，どのようになると，どうなるのか」を詳細に確認します．たとえば，「足を曲げると，腰に電気が走るような痛みが起こる」などです．それぞれの症状の起こり方によってその緩和方法は異なります．本稿ではその詳細は省略しますが，緩和ケアチームや医師とともに症状緩和方法を検討することが大切です．

Step 3　自立度A2・可動性3点から体圧分散マットレスの使用を開始しよう

　前述したように，終末期患者は多くの個体要因を保有しています．また，ベッドから離れることができていてもその頻度は1日2〜3回程度のみのこともあります．そのため，自立度A2の「寝たり起きたり」であったり，可動性3点「やや限られる」に該当したら，体圧分散マットレスの使用を考慮します．

　可動性3点および活動性3点以上の場合は静止型ウレタンフォームマットレスやハイブリッド型マットレスを，可動性2点以下になったら交換圧切替型エアマットレスを使用し，体位変換介助を行います．また，体位変換によって

不眠や全身倦怠感などの症状が増強する場合には，自動体位変換機能付き交換圧切替型エアマットレスの使用も考慮するとよいでしょう（図1）．

図1 自動体位変換機能付き交換圧切替型エアマットレスの使用

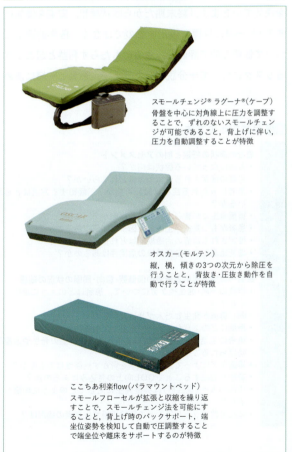

スモールチェンジ® ラグーナ®（ケープ）
骨盤を中心に対角線上に圧力を調整することで，ずれのないスモールチェンジが可能であること，背上げに伴い，圧力を自動調整することが特徴

オスカー（モルテン）
縦，横，傾きの3つの次元から除圧を行うことと，背抜き・圧抜き動作を自動で行うことが特徴

ここちあ利楽flow（パラマウントベッド）
スモールフローセルが拡張と収縮を繰り返すことで，スモールチェンジ法を可能にすることと，背上げ時のバックサポート，端坐位姿勢を検知して自動で圧調整することで端坐位や離床をサポートするのが特徴

Step 4 褥瘡ケアと症状緩和の利益・不利益,予後をもとに目標設定しよう

　目標は,患者の価値観やいままで大切にしてきたことなどもふまえ,患者の意向を確認して一緒に今後のケア方針を決めていきます。「終末期だから症状緩和,安楽を優先にする」と一律に目標を設定するのではなく,医学的適応について医療者間で評価し,患者にもたらす利益と起こりうるリスクについて十分説明したうえで,患者と一緒に決め

表1 目標設定の方法

ステップ1

患者の病状の把握と創のアセスメント
- 苦痛になっている症状は何か?
- 患者の推定される生命予後はどれぐらいか?
- 患者にみられる症状は緩和可能か? 緩和する方法はとられているか?
- 褥瘡発生に影響している症状は何か?
- 患者がもつ褥瘡発生の危険因子には何があるのか?
- 推定される褥瘡の治癒期間はどれぐらいなのか?
- 壊死組織により全身感染の危険性はあるのか?

ステップ2

患者への情報提供と患者の価値観・意向・周囲の状況の確認
- 褥瘡の予防・発生後ケアについて,患者はどのように理解しているか?
- 同じ褥瘡が発生した人が身近にいるのか?
- 褥瘡にどのようなイメージをもっているのか?
- 患者の生活習慣や大切にしてきたことは褥瘡の発生や治療等で妨げられることはないか?
- 褥瘡ケアによって生理的欲求を脅かす危険性はあるのか?
- 褥瘡が治癒することでQOL向上の見込みはあるのか?
- 周囲の人々(家族等)は褥瘡発生に対してどのように認識しているか?
- 体圧分散マットレスなどの施設環境や他患者の状況は?

ていきましょう.

目標設定の方法を表1に示します.

患者の病状の把握と創のアセスメントや,患者の価値観や意向などの情報をもとに,「具体的にどのようにケアを行うと患者のQOLを低下させず,目標に近づけられるか」を検討します.症状緩和と褥瘡予防のいずれか一方を優先にするのではなく,患者にとって不利益になることを減らすためにどうすればよいか,できるだけ両者の問題を解決できる方法はないかという視点でケア方法を検討します.

ステップ3	ケアの目標の設定
	褥瘡の推定治癒期間 < 患者の生命予後
	患者の意向 ・褥瘡に対する積極的ケアを望む →□創の治癒 ・褥瘡に対する積極的ケアを望まない→□創の軽症化
	褥瘡の推定治癒期間 > 患者の生命予後
	患者の意向 ・褥瘡に対する積極的ケアを望む →□創の軽症化 ・褥瘡に対する積極的ケアを望まない→□創の悪化予防
ステップ4	患者の利益向上と不利益・負担緩和のための具体的なケア方法の検討 ・患者にとってより利益となる方法を検討する ・患者にとって不利益・負担となることをできるだけ減らし,緩和するためには,どうすればよいかを考え,ケア方法を工夫する

文献5)より引用,一部改変

Memo

Step 5	各症状に合わせた 体位変換・ポジショニングを実施しよう

　各症状に合わせた体位変換方法やポジショニング方法は以下のとおりです.

1. 骨転移による痛み

- 骨転移による体動時の痛みは突出痛である. 突出痛には,「予測できる痛み」「予測できない痛み」があり,「予測できる痛み」の場合は, 痛みが起こる行動を回避することが最も痛みの緩和につながる[4].

- 痛みの原因となっているがん病巣の部位や大きさなどを画像で把握して, どこをどう触り, どの程度動かすと, どのような痛みが出現するのかを把握する.

- 脊椎転移がある場合は, 脊椎が回旋したり, 下肢を動かしたり, 股関節が内転・外転したりすると痛みの増強や骨折の危険性などがあるため, 脊椎の回旋を防ぐために, バスタオルを使用することがある(図2).

- 創処置や患者に負担となる行為の前には, 予防的レスキュー薬を投与する. 薬剤の種類, 投与経路によって効果発現までの時間は異なるのでそれを考慮する.

- いまからどこを触って, どのように体を動かすのかを患者に伝えてから, 体位変換するようにする.

2. 呼吸困難

- 患側を上にした側臥位をとると呼吸困難が増強するので, ファウラー位や仰臥位, 患側下の側臥位の体位を基

図2 骨転移による痛みの緩和ケア例

通常の体位変換

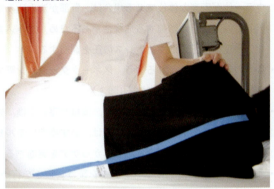

膝関節,肩関節を支えて体位変換した際に,脊椎が回旋してしまう

バスタオルを使用した体位変換

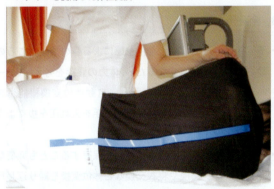

通常は摩擦やずれの危険性からバスタオルは使用しないよう推奨されているが,バスタオルを使用することで,膝関節,肩関節を同時に動かすことができ,脊椎の回旋を防ぐことができている

本とし，体位変換プログラムを立案する．

- 両肺に病変があったり胸水が貯留していたりして，ファウラー位が安楽な体位である場合は，臀部が沈み込みすぎると呼吸困難が増強する危険性があるため，沈み込まない程度に体圧分散マットレスの圧を調整する．

- 身体の筋の緊張がとれるよう，スネーククッション等で身体全体を支えるようにする（図3）．

- 仰臥位で呼吸困難が強くなる場合，清拭や寝衣交換，処置など臥位を余儀なくされるときは，必ず事前にモルヒネなどのレスキュー薬を使用してからケアを実施する．

- ギャッチアップ後やギャッチダウン後は背抜きを行い，身体のずれを解除する．これは呼吸困難の緩和にもつながるため，必ず実施する．

3. 全身倦怠感

- 予後数週～日では，全身倦怠感による身の置きどころのなさがいっそう強くなるため，体力の温存を考え，スモールチェンジ法を取り入れたり，自動体位変換機能付きマットレスを使用したり，臀部に手を入れ圧を抜くようにしたりする．

- 予後数日～数時間の場合は体力を保存することも必要なため，シーツ交換や寝衣交換など体位変換を繰り返し行うケアはできるだけ避ける．やむを得ない場合は，エアマットレスを押し下げる人，シーツを挿入する人，シーツを抜く人など役割を決め，身体の向きを変えずに実施する．

図3 呼吸困難時のポジショニング例

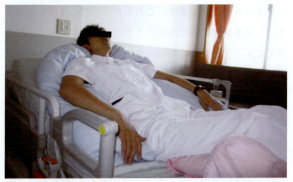

スネーククッションで身体を包み込み，筋の緊張を和らげられるようにする

Step 6 失禁関連皮膚炎を予防できるようスキンケアを強化しよう[6]

　終末期患者の場合は下血や下痢症状をきたすことも多々あります．泥状便や水様便は，消化酵素を多く含むため，失禁関連皮膚炎を発生しやすいといえます．失禁関連皮膚炎を防ぐためには，

①便が皮膚に接触しないようにすること
②肛門周囲皮膚に摩擦やずれの刺激を加えないようにすること
③おむつを重ねすぎて陰部・臀部を高温多湿の環境にしないこと

などがポイントです．

便の性状に合わせて皮膚被膜剤や油性清浄剤，撥水性クリームなどを使用します．これらを予防的に使用することで，汚れを簡単に取り除くことができ，皮膚障害の予防だけでなく，ケア時間の短縮にもつながり，患者の負担が軽減できます（図4）．

また，排便回数が多いときには，何度も肛門を拭き取ることで皮膚が損傷を受けます．油分を含んだ皮膚清浄剤やウェットワイプなどを使用し，摩擦やズレを予防します．また，洗浄剤の使用も，皮脂を余分に除去するのを防ぐために1日1回程度にとどめるようにします（詳細は，「IAD（失禁関連皮膚炎）の予防とケア」〈p.292～307〉を参照）．

Step 7 患者の状態を考慮して創傷処置の方法を検討しよう

発生した褥瘡の深さや肉芽組織・壊死組織量，滲出液量に合わせて創傷処置方法を検討します．終末期であってもステージⅠやⅡ，柔らかい壊死組織を伴う創の場合は先に述べた体圧分散ケアの工夫やずれ予防の実施，創傷治療薬剤やドレッシング材の使用で治癒する例も少なくありません．

予後3週未満の患者で創の悪化予防を目標にする場合は，「傷を乾かさない」「処置時に苦痛を与えない」「短時間でできる」「完全側臥位を向かなくても処置を実施できる」「ドレッシング材の交換間隔を延長できる」など，患者の全身状態や創の状態にとって必要な条件を列挙し，それを満たす薬剤や材料を選択します．さらに，浮腫がある場合には，剝離刺激で皮膚を損傷しないよう非粘着性の創傷被覆材や

図4 失禁関連皮膚炎の予防用品の効果

❶ 何も塗布していない状態と油性清浄剤を散布した状態の比較

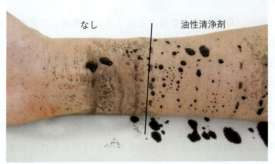

油性清浄剤を散布したほうが何も塗布していない状態に比べて皮膚が汚染していない(皮膚に墨汁が入り込まない)

❷ 撥水性クリームを塗布した状態

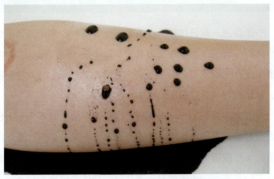

撥水性クリーム塗布後は油性清浄剤以上に撥水し皮膚に墨汁が付着しない

ソフトシリコンが用いられた粘着性ドレッシング材を使用したり，粘着面をできるだけ少なくしたりする工夫が必要です．

また，創傷処置は患者の生活リズムを考慮して実施します．全身倦怠感や不眠がある患者の場合は休息時間を考慮したり，体動時に痛みや呼吸困難がある患者の場合はレスキュー薬を使用してから処置を行います．

さらに，処置を行う際の体位で苦痛を伴う場合は，一人で無理して実施せず，複数人で行うようにすることや，事前に必要物品を準備して素早く処置を行うようにします．

Step 8 死が近づくにつれ，終末期潰瘍の発生がありうることを知っておこう

予後数週～数日には，皮膚の不全を認め，末梢循環不全や体幹～大腿，背部などの紫斑を認めます（図5）．この皮膚変化が出現すると，予後1～2週程度である可能性が高いと私たちは評価しています．

皮膚の不全（skin failure）とは，肝不全や腎不全など他の臓器系の重度の機能不全または不全と同時に起こる低灌流により皮膚および下層組織が壊死する事象であるといわれています[1]．予後数日～週には，身体の臓器がシャットダウンし，自然に血液を重要な臓器に分流させ，心臓，肺，腎臓などの重要な器官の内部臓器系機能を維持しようとして，末梢や皮膚から血液や栄養素を分流します[1]．皮膚は最大の器官であるため，皮膚の機能不全になりやすいといわれています[1]．

前述したKTUは,「予後6週以内に突然, 数時間以内に発生する潰瘍で, 潰瘍が進行するにつれて赤, 黄, 黒に色調変化する. 多くの場合, 洋なし, 蝶, 馬蹄形を呈し発生する」という特徴があり[2], 防ぐことが難しいとされています. ただし, "終末期患者に起こる褥瘡＝KTU, 防ぎきれない褥瘡"ではないので, 両者を混同し,「終末期だからKTU, 防ぎきれない, 仕方がない」と考えてしまわないようにしましょう.

図5 皮膚の不全兆候

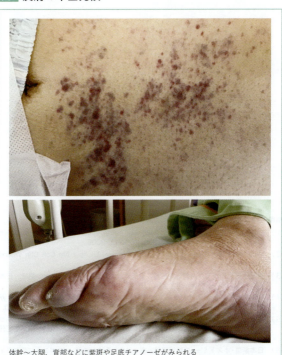

体幹〜大腿, 背部などに紫斑や足底チアノーゼがみられる

引用・参考文献

1） Langemo DK, Brown G: Skin fails too: acute, chronic, and end-stage skin failure. Adv Skin Wound Care, 19(4): 206-211, 2006.

2） Miller MS: The Death of the Kennedy Terminal Ulcer. J Am Coll Clin Wound Spec, 14;8(1-3): 44-46, 2017.

3） 祖父江正代ほか：がん終末期患者の褥瘡に対する意味づけとケアへの期待．日本創傷・オストミー・失禁管理学会誌，15(1)：46-54，2011.

4） 日本緩和医療学会・ガイドライン統括委員会編：がん疼痛の分類・機序・症候群．がん疼痛の薬物療法に関するガイドライン2020年版，p.22-33，金原出版，2020.

5） 祖父江正代：倫理原則とエンド・オブ・ライフ期に起こる問題，倫理的視点に基づいた皮膚障害のケア．エンド・オブ・ライフ期における皮膚障害のケア(祖父江正代編)，p.24-34，日本看護協会出版会，2021.

6） 日本創傷・オストミー・失禁管理学会編：IADの予防と管理．IADベストプラクティス，p.20-36，照林社，2019.

（祖父江正代）

Memo

がん終末期患者のスキンケア❸

IAD（失禁関連皮膚炎）の予防とケア

IADが発生した事例

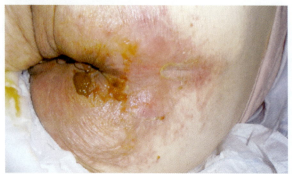

患者：Gさん，80代，女性，直腸がん

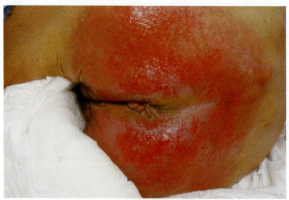

患者：Hさん，70代，女性，S状結腸がん

IADを予防できた事例

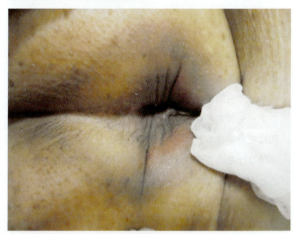

患者：Kさん，70代，男性．S状結腸がん

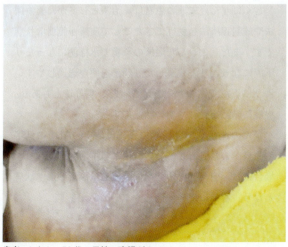

患者：Lさん，70代，男性．直腸がん

失禁関連皮膚炎とは

　失禁関連皮膚炎（IAD）は，「排泄物（尿または便，あるいは両者）の付着に関連して生じる皮膚障害」と定義され[1]，会陰部や肛門周囲皮膚に認められる皮膚変化です．失禁の程度によっては，仙骨部，鼠径部と広範囲に皮膚変化が認められることもあります．

　IADはその言葉のとおり，尿や便が皮膚に接触することがきっかけで発生します．尿や便自体の刺激が皮膚のアルカリ化をもたらすのみならず，こうした排泄物に含まれる水分により皮膚の浸軟をもたらしバリア機能の低下につながります．

　とくにがん終末期の患者は，治療としてがん薬物療法や放射線療法を受けてきたことで皮膚が脆弱な状態です．また，こうした治療の影響で水様便になったり下痢になったり，狭窄した肛門部を便が通過しやすいように下剤で便の軟化をはかったりすることもあり，皮膚に刺激を受けやすい状況です．

　がんの進行や全身状態の衰弱に伴い，ADLの低下や失禁への対処としておむつによる排泄管理になった場合には，会陰部から肛門周囲皮膚は高温多湿な状態となり，容易に皮膚損傷しやすいといえます．

IAD
innocence associated dermatitis
失禁関連皮膚炎

発生事例と予防事例，何が違うの？

IADの発生には，排泄物，とくに便の性状と量が影響します．患者の身体状態として，皮膚の脆弱化やおむつ着用に伴う細菌繁殖のしやすさが容易にIADを発生することにつながります．また，おむつ交換や陰部洗浄といったケアを行う際に皮膚を擦ることで摩擦刺激となり，皮膚損傷しIADの重症化をもたらすこともあります．

がんの終末期において，便失禁をもたらす原因はさまざまです．腸管切除や神経損傷など手術による影響，肛門付近へのがんの浸潤や脊髄神経への転移といった直腸肛門機能への影響，さらにがん薬物療法や栄養剤投与に伴う下痢があります（表1）[2]．

表1 がん終末期における便失禁の原因

❶ 大腸手術後の頻便や括約筋機能の低下
❷ がん薬物療法などの治療に伴う下痢
❸ 脊髄神経障害に伴う直腸の知覚低下
❹ 手術や放射線治療後の直腸狭窄に伴う宿便
❺ 全身状態の悪化に伴うADL低下

失禁そのものを解決できない場合も多く，予防ケアとしては排泄物が接触する機会を減らすことが基本となります．会陰部や肛門周囲の皮膚にあらかじめ撥水効果のある軟膏やクリーム等を塗布することで，排泄物が直接皮膚に接触することを防ぎます．

　直腸への便貯留（糞便塞栓）に伴う漏出性便失禁がみられる場合は，浣腸や摘便による便の排除，つまり便秘としてのケアを行います．また，食事や栄養剤の内容を調整し，便の有形化をはかる場合もあります（表2）．

表2 便失禁ケアの基本

❶皮膚を保護
❷直腸内の便を排除
❸便の有形化

Step 1 IADの発生のリスクをアセスメントしよう

IADは，会陰から肛門周囲の皮膚に一定時間，排泄物が付着することで発生します（図1）．とくに，水様便や尿といった液状の排泄物や，泥状便のように臀部の広範囲に付着する場合もIADの発生につながります．

ADLの低下や排泄の制御困難をきっかけにおむつを着用している患者では，非着用患者に比べて高温多湿な環境におかれ皮膚損傷しやすいといえます．

また，筆者の経験では，褥瘡発生した患者にIADを併発していることもあります（図2）．

IADの発生のしやすさは，「全身状態や皮膚の脆弱」および「会陰部や肛門周囲の環境」についてアセスメントし，い

図1 IAD発症のメカニズム

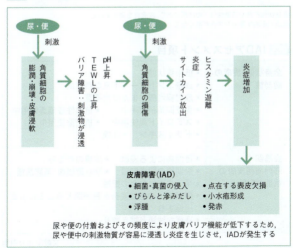

尿や便の付着およびその頻度により皮膚バリア機能が低下するため，尿や便中の刺激物質が容易に浸透し炎症を生じさせ，IADが発生する

TEWL　transepidermal water loss，経表皮水分蒸散量

ずれかの項目に該当する場合には発生予防に向けて介入しましょう（表3）．

私たちは「皮膚の清潔保持」を優先し，排泄物を必死に取り除き皮膚を洗浄しようとします．しかし，洗浄する行為は皮膚をこする「物理的刺激」にもつながり，IADの発生や重症化をもたらすので注意しましょう．

図2 肛門周囲皮膚炎と褥瘡の合併事例

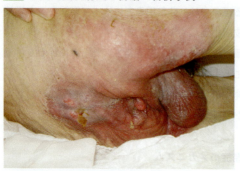

全身状態不良や活動性低下の状態である．皮膚炎を発生すると，感染や病的状態のリスクが高くなる

表3 IADアセスメント項目

全身状態・皮膚の脆弱性	・低栄養状態 ・血糖コントロール不良な糖尿病 ・放射線治療中または治療歴 ・免疫抑制剤使用中　・抗悪性腫瘍薬使用中 ・ステロイド薬使用中　・抗菌薬使用中 ・ドライスキン　・浮腫
会陰部や肛門周囲皮膚の状態（環境）	・排泄物による浸軟　・皮膚のたるみ ・股関節の開排制限　・膀胱直腸瘻・直腸腟瘻 ・帯下や下血などの接触 ・頭側挙上や坐位姿勢を長時間とることによる圧迫ずれ ・過度な洗浄と拭き取り

文献3）より引用

Step 2	予防的スキンケアに必要な物品を準備しよう

IADを予防するための基本は，皮膚の清潔保持と保護です．会陰部から肛門周囲の皮膚は，便や尿の排泄，アポクリン汗腺の存在により細菌繁殖しやすい部位です．

そのため，洗浄剤を用いて皮膚の汚れを取り除きます．汚れが取り除かれた皮膚への排泄物付着を避けるために，撥水効果をもつ軟膏やクリームを塗布します．

皮膚の清潔保持として実施される，清拭，陰部洗浄，シャワー浴（入浴）などの場面でIAD予防のケアが実施されます．具体的には，①皮膚を洗浄剤で洗浄することと，②洗浄後に排泄物が接触する部位を保護することです．

近年の洗浄剤は，皮膚の生理機能の保持を考慮した弱酸性の製品が増えています．摩擦刺激を加えないように，低刺激の洗浄剤を推奨します（図3）．

また，おむつ着用患者に起こりやすい真菌感染対策としてミコナゾール含有の洗浄剤もあります．洗浄剤のなかには使用後洗い流さなくてもよい液体洗浄剤や拭き取りタイプの洗浄剤もあるため，ケア時間短縮として選択してもよいでしょう（図4）．

皮膚の保護としては，撥水効果のある軟膏やクリームを肛門周囲皮膚に塗布します（図5）．

水様便の場合には，皮膚表面に薄い膜を形成する被膜剤では十分な効果が得られないことがあり，軟膏やクリームを選択し，保護を強化します．

Part 4 がん終末期患者のスキンケア

図3 皮膚洗浄剤

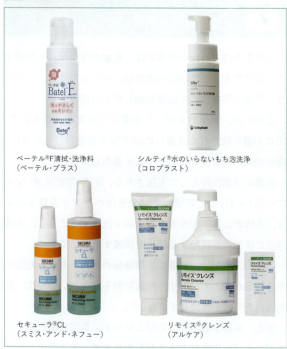

ベーテル®F清拭・洗浄料
(ベーテル・プラス)

シルティ®水のいらないもち泡洗浄
(コロプラスト)

セキューラ®CL
(スミス・アンド・ネフュー)

リモイス®クレンズ
(アルケア)

図4 おむつ交換時用洗浄液

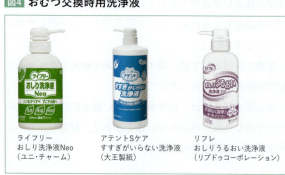

ライフリー
おしり洗浄液Neo
(ユニ・チャーム)

アテントSケア
すすぎがいらない洗浄液
(大王製紙)

リフレ
おしりうるおい洗浄液
(リブドゥコーポレーション)

図5 撥水効果をもつクリームなど

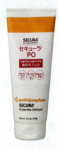

セキューラ®PO
(スミス・アンド・ネフュー)

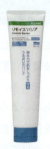

リモイス®バリア
(アルケア)

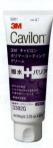

3M™キャビロン™
ポリマーコーティングクリーム
(ソルベンタム)

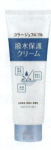

コラージュフルフル
撥水保護クリーム
(持田ヘルスケア)

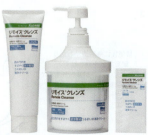

リモイス®クレンズ
(アルケア)

Step 3　予防的スキンケアを開始しよう

　おむつ交換の際に皮膚の洗浄が実施されることが多いです．便が皮膚に付着している場合には，洗浄前に取り除きましょう．その際，付着した便をつまむように取り除き，皮膚を擦らないようにします．

　洗浄剤を用いて皮膚の汚れを取り除きます．会陰部から肛門周囲にかけて洗浄剤の泡で汚れを浮かせます．その後，微温湯で汚れと洗浄剤を流します．洗浄は会陰，肛門周囲の順に行います．

　皮膚を洗浄した後，排泄物が接触する部位を保護します．撥水効果をもつ軟膏やクリームを塗布し，排泄物が皮膚に接触することを避けます．こうしたケアの後に排泄されても，毎回，洗浄と保護を繰り返さず，1日2回程度の予防的ケアを計画します．

　とくに排便後は付着した便をつまみとる程度とし，必要に応じて軟膏やクリームを追加塗布します．毎回洗浄したり，軟膏などを取り除く行為は，皮膚のバリア機能の破綻につながります．

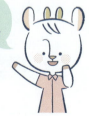

排便後に毎回洗浄したり軟膏などを取り除くと皮膚のバリア機能が失われるので，1日2回程度の予防的スキンケアを計画しましょう

| Step 4 | 肛門周囲皮膚を観察しよう |

　排泄はヒトの生理反応として避けることができません．排泄の援助が必要となる患者に対しては，日常ケアのなかで会陰から肛門周囲皮膚を観察します．また，ADLが自立している患者でも失禁している場合や下痢など皮膚障害のリスクがある際には，皮膚を観察しましょう．

　排泄物の性状を把握することも重要です．水様便であれば，軟膏やクリームなどの塗布する範囲を広げたり，使用頻度を増やすといったように保護を強化します．

　IADの範囲や重症度，また原因となる排泄物の状態を総合的に評価する際にはIAD-setを用います(図6)．

Memo

図6 IAD重症度評価スケール(IAD-set)

Ⅰ. 皮膚の状態	0点	1点
皮膚障害の程度	なし	紅斑
カンジダ症の疑い	なし	あり

	❶	❷	❸	❹

*同一部位に皮膚障害の程度が異なるものが混在する場合は重症の高いほうを選択する

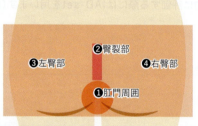

❷臀裂部
❸左臀部
❹右臀部
❶肛門周囲

Ⅱ. 付着する排泄物のタイプ	0点	1点
便	付着なし	有形便
尿	付着なし	正常

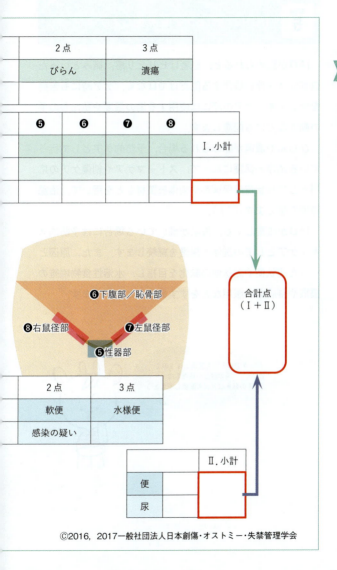

©2016, 2017一般社団法人日本創傷・オストミー・失禁管理学会

Step 5 IADに対するケアを実施しよう

　IADが認められると，患者はヒリヒリ感，痛みといった自覚症状を伴い排泄する際だけではなく，ケア時にも苦痛を伴います．ケアの際には使用する湯の温度や私たちの手の動きなどにも配慮します．

　びらんや潰瘍が認められる場合，予防的ケアとして行っている洗浄と保護に加えて，ストーマケアや創傷ケアの応用として粉状皮膚保護剤や創傷被覆材などを用いて，治癒環境を整えます（図7）．

　IADが改善しても，失禁が続いている場合には予防的スキンケアとしての洗浄と保護を継続します．また，原因となった液状便や泥状便の軟化を目指し，水溶性食物繊維の摂取や整腸薬の服用などをすすめることもあります．

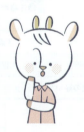

ケアのときも苦痛を伴うので，湯の温度や私たちの手の動きなどにも配慮しましょう

図7 IADへのケア

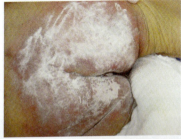

粉状皮膚保護剤の散布

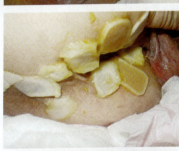

板状皮膚保護剤の使用

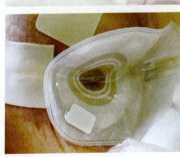

ストーマ装具の使用

引用・参考文献
1) 日本創傷・オストミー・失禁管理学会編：IADの概要．IADベストプラクティス，p.6-10, 照林社, 2018.
2) 松原康美：排便障害の原因とアセスメント．がん患者の排便ケア, p.7-16, 医学書院, 2016.
3) 前掲1：IADの予防と管理——IAD-setケアアルゴリズム．p.18-38.
4) 市川佳映，大桑麻由美：IAD（失禁関連皮膚炎）予防・ケア．スキンケアガイドブック（日本創傷・オストミー・失禁管理学会編），照林社, 2017.

(高木良重)

がん終末期患者のスキンケア❹

がん性皮膚潰瘍の
アセスメントとケア

がん性皮膚潰瘍が発生した事例

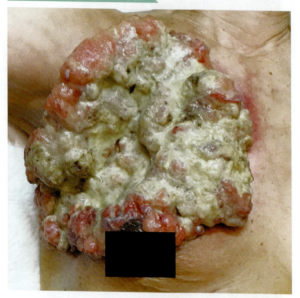

患者：Mさん，70代，女性．右乳がん

右乳房〜腋窩にかけてがん性皮膚潰瘍を認める．ガーゼ5枚ほどとコットン入り大判ガーゼ2枚を使用し，介入前写真左の黒線のように斜めにテープで固定されていた．下着でガーゼを固定し，1日に4回ガーゼ交換を行っていた．滲出液で衣類が汚染することも多々あった．悪臭を認め，大部屋での療養は困難な状態であった．ガーゼを剥がす際に痛みがあった．

Part 4 がん終末期患者のスキンケア

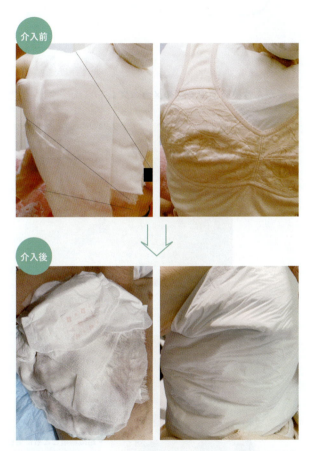

介入後の写真のように,ケアを変更後,1日1回のガーゼ交換のみとなり,夜間,睡眠がとれるようになった.臭いのコントロールがはかれたことで,大部屋での療養も可能となった.自宅に退院となり,自分で創傷を管理できるようになった.

がん性皮膚潰瘍とは

●がん性皮膚潰瘍発生のメカニズム[2]

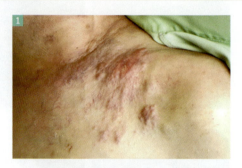

- がん細胞が原発巣から血管やリンパ管を介して拡散し、皮膚に硬結・結節および腫瘤を形成する

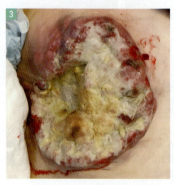

- 組織崩壊とともに蛋白分解酵素を分泌し、組織破壊が起こることで、腫瘍表面はカリフラワー様あるいは潰瘍化を呈する

皮膚に浸潤もしくは，転移・再発したがんが体表面に現れ，潰瘍化した状態をがん性皮膚潰瘍，がん自壊創といいます．転移性がんの5〜10％に認めるといわれており，発生部位は乳房39〜62％，頭頸部24〜33.8％と報告されています[1]．

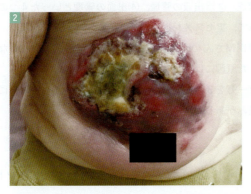

- 腫瘍部位につながる血管によって酸素や栄養素が補給され，腫瘍が増大する
- 腫瘍細胞は血管新生と細胞外マトリックスの沈着を促進するために成長因子を分泌し，腫瘍を成長させる
- それによって周囲血管からの栄養素や酸素の供給が不十分となり，腫瘍部位は低酸素状態となる
- 急激に腫瘍が増大するため，微細血管は脆弱で，易出血状態になり，灌流に乏しいため，コラーゲン合成能が変化する
- 組織の虚血や壊死が起こる

文献2）より引用（写真は筆者）

がん性皮膚潰瘍の管理方法，何が違うの？

がん性皮膚潰瘍に対しては，①全身状態の評価，②治療・ケア，③局所管理，④精神・社会的支援が必要です．そして，局所管理のポイントは，①痛みの管理，②臭いの管理，③滲出液の管理，④出血の管理といった4つの視点で，アセスメント・ケアが必要です（図1）[3]．

事例Mさんのがん性皮膚潰瘍の管理がうまくいかなかった原因には，

❶ガーゼを3時方向から剥がしたときの剥がし終わりに痛みがあること

図1 がん性皮膚潰瘍のケアのポイント

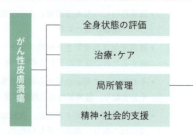

❷メトロニダゾール・ゲル（ロゼックス®ゲル0.75％）の使用量が少ないため，臭いのコントロールが不十分であること

❸創の凹凸が著しく，滲出液が凹部に溜まって高さのない部分から流出してしまっていること

❹創面保護と周囲皮膚の浸軟予防用の白色ワセリン（プロペト）の使用量が多く，その撥水効果により滲出液が吸水パッドに吸収できなくなっていること

❺吸水パッドと皮膚の隙間から滲出液が流出していること

が考えられました．

　そのため，後述する方法で，事例Mさんの処置方法を表1のように見直しました．

痛みの管理	突出痛の原因・誘因となる行為の回避
臭いの管理	嫌気性菌の静菌・殺菌・除去
滲出液の管理	凹凸の補正・創面保護用基剤の選択・固定方法の工夫
出血の管理	創のガーゼ固着予防，止血処置モーズ軟膏等による創の硬化

松原康美：ハイリスク患者のスキンケア——がん患者のスキンケア③——自壊創をもつ患者，スキンケアガイドブック（日本創傷・オストミー・失禁管理学会編），p.144，照林社，2017．より引用・改変

表1 事例Mさんのがん性皮膚潰瘍ケアのポイント

痛みの管理	・創から創縁に向かってガーゼを剥がすと痛みがあったため，4辺からガーゼを剥がし，最後に中央の部分のガーゼを剥離した
臭いの管理	・洗浄剤を使用してシャワーで創周囲皮膚・創部を洗浄した ・医師に相談してがん性皮膚潰瘍表面の壊死組織を除去した ・がん性皮膚潰瘍のサイズは 20 × 20cm程度であるため，創のサイズに合わせガーゼ3枚を用意し，ソルベース®をガーゼに薄く塗布，その上にロゼックス®ゲル0.75%を，10cm四方の4つ折りガーゼに4.5〜5cm大（計約1/2〜2/3程度）に渦巻き状に塗布して貼付した
滲出液の管理	・創の中央部分にくぼみがあり，1〜2時方向，8時方向に凹部があり，そこから滲出液が流れ出ていた．そのため，凹部にロゼックス®ゲル0.75%を塗布したさばきガーゼを充填し，高さのない8時方向に1枚，1〜2時方向に母乳パッドを2枚使用し，ペットシーツで創部を被覆した ・その後，滲出液の流出状況をみて，1時方向の母乳パッドは1枚のみに減量した．メディキュア カッティングチューブを図のようにカットし，固定を強化した ・また，白色ワセリンが多量に使用されていたため，撥水効果で滲出液が流れやすくなっていた．そこで，創面保護の目的で水溶性基剤のソルベース®を薄く，ガーゼ全体に伸ばして使用した

● 滲出液の管理

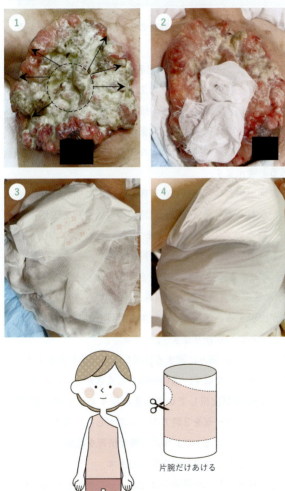

片腕だけあける

Part 4 がん終末期患者のスキンケア

Step 1 痛みに関する情報を収集し，痛みが起こる誘因（引き金）となる行為を避けよう

創傷で起こる痛みは，安静時の痛み，体動時の痛み，処置時の痛みに分けられます．

なかでも，がん性皮膚潰瘍患者に認める痛みの多くは，ドレッシング材の除去や創部の洗浄，外科的デブリードマンなど機械的刺激による創や創周囲皮膚の痛み，消毒剤・洗浄液（水道水）による化学的刺激による痛み，処置を行う際の体位による骨や関節の痛みなど処置時の突出的な痛みであると考えます．

この突出痛とは，持続痛の有無や程度，鎮痛薬治療の有無にかかわらず，発生する一過性の痛みの増強を指しています．痛みの発生からピークまでは3分以内で，90%以上が1時間以内に軽快するのが特徴です[4]．この突出痛には「予測できる突出痛」「予測できない突出痛」がありますが，がん性皮膚潰瘍で認める痛みは「予測できる突出痛」で，痛みが出現すると予測される行為を避けることが痛みのコントロールにつながります[4]．

そのためには，痛みに関する詳細な情報収集が必要です．患者の訴えだけでなく，顔の表情としぐさから，どの行為によって痛みが出現しているかを確認することが必要です．そして，「ガーゼを3時方向から剥がしたときの剥がし終わりに痛みがある」のように詳細な情報を収集し，それを回避できるようケア計画を立案します．

また，骨転移など処置中の体位によって突出的に痛みが出現する場合は，「身体のどこを，どう動かすと痛みがある

のか」をアセスメントし，痛みを誘発する行為を避けることができるよう，身体の動かし方を工夫することが必要です．

　滲出液量が少ない場合にマクロゴール軟膏などの水溶性基剤を使用した場合，創の水分が吸水されることで，創が引きつれるような痛みが出現することがあります．このような場合には，マクロゴール軟膏等の水溶性基剤から白色ワセリン等の油脂性基剤に変更することで痛みが和らぎます．

　そのほか，痛みがある部位には，最初に触れず，最後に触れるようにします．最初に痛みを感じている部位に触れてしまうと，処置中，痛みが持続し，処置自体に恐怖を感じてしまうからです．

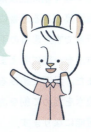

「どの行為によって痛みが出現しているか」を確認し，それを回避するためのケア計画を立案しましょう

Step 2 嫌気性菌の除去・静菌・殺菌により臭いのコントロールをはかろう

　がん性皮膚潰瘍の臭いの原因は，潰瘍病変に感染するBacteroides属，Clostridium属などの嫌気性菌が産出する酪酸，吉草酸，ヘキサン酸などの揮発性短鎖脂肪酸と，腫瘍組織の壊死過程に生成されるポリアミン類のプトレシン，カダベリンが臭気物質であるといわれています[5][6].

　そのため，臭いをコントロールするためには，以下のことが必要です.

①洗浄により潰瘍病変に付着する異物や細菌などを除去する
②デブリードマンにより細菌温床の原因となる壊死組織を除去する
③薬剤により嫌気性菌を静菌，殺菌する

1. 創の洗浄

　泡状の洗浄剤で皮膚に泡を塗るようにして，創周囲皮膚・創を洗います．シャワーで洗浄剤を洗い流し，タオルや不織布で軽く創周囲皮膚・創の水分を拭き取ります．がん性皮膚潰瘍がある患者にとって創の洗浄は，勇気が必要となる行為です．患者の不安を確認しながら，患者が洗いやすい方法を一緒に考えます．

　また，温湯で沁みるような痛みを感じる場合には，生理食塩水を温めて創を洗浄することで痛みを予防でき，洗浄が可能になります.

2. 壊死組織の除去

医師によりがん性皮膚潰瘍表面の壊死組織を除去することで，臭いの軽減につながります．

3. 薬剤による嫌気性菌の静菌，殺菌

臭いのコントロールが可能な薬剤には，メトロニダゾール・ゲル（ロゼックス®ゲル0.75％）やヨウ素含有軟膏などがあります（図2）．

メトロニダゾール・ゲルは，嫌気性菌のDNA合成を阻害させることによる静菌・殺菌作用があり，臭いの改善率は95.2％であることが報告されています[7]．そして，嫌気

図2 嫌気性菌の静菌・殺菌効果がある薬剤

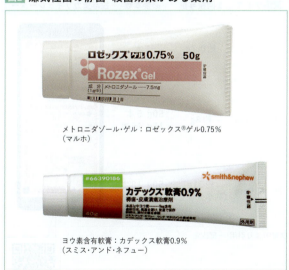

メトロニダゾール・ゲル：ロゼックス®ゲル0.75％
（マルホ）

ヨウ素含有軟膏：カデックス軟膏0.9％
（スミス・アンド・ネフュー）

性菌に抗菌スペクトルをもつMTZなどの抗菌薬を主薬とした外用薬であるため，臭いの改善効果と滲出液量の減少効果があります．使用開始から9日後に効果が出現したと報告されています[8]．

このメトロニダゾール・ゲルは適正量を使用することで効果が得られるため，創のサイズに合わせた量を使用します（表2）．また，ゲル製剤が乾燥することで創にガーゼが固着し，出血を助長させてしまう危険性もあるので，創面を保護するために滲出液量に合わせて油脂性または水溶性基剤をガーゼ等に薄くのばして併用します．

表2 メトロニダゾール・ゲル（ロゼックス®ゲル0.75％）の適正使用量（1日2回交換 14日分の場合）

潰瘍サイズ	1回投与量	必要本数	投与量カリキュレーター
3×3cm	約0.7g	1本	
10×10cm	約8g	50g 5本 15g 15本	
20×20cm	約31g （約半分以上）	50g 18本 15g 58本	

文献9）より引用・一部改変

Step 3	創の形状と滲出液の量, 汚染状況をもとに滲出液を管理しよう

がん性皮膚潰瘍ケアのうち滲出液の管理は最も難渋します. 滲出液の管理を行うためには創の形状をよく観察し,

①どこから滲出液が流れてくるのか
②創に凹凸はあるか
③吸収パッドのどの位置に最も滲出液の汚染があるのか

などを確認します. ストーマケア同様, 陥凹部や平坦な部位の補正が滲出液の漏出を防ぐカギとなります.

ガーゼには滲出液を吸水して表面をドライに保つ機能はないので, 滲出液が中等量〜多量の場合は吸収パッドを併用します. 吸収パッドには, 生理用ナプキンや母乳パッド, 尿取りパッドなどがありますが, 滲出液量や創の形状, 経済性などに合わせて吸収パッド類を選択します(表3). 本来は外陰部やペットなど別の目的で使用する物品であるため, 患者や家族に使用するメリットを伝えて, 承諾を得てから使用します.

吸収パッドやガーゼを固定する際には, 4辺を囲むように固定します. テープによる固定が困難な部位の場合は, 紐で結んで固定したり, ロール状の胸腹帯(メディキュアカッティングチューブ)などで固定します(図3).

また, 滲出液が多量の場合, 創周囲皮膚の浸軟予防の目的で, 白色ワセリンなどの撥水性クリーム(油脂性基剤)を塗布しがちですが, そうすると滲出液をはじいてしまい, 流れてしまうという現象がおきます. そのため, 白色ワセ

表3 吸収パッド類

吸収パッド類	適応
• さばきガーゼ • 生理用タンポン （ユニ・チャーム）	• 隙間を埋めるために，さばきガーゼや生理用タンポンなどを使用する
• 母乳パッド （ピジョン）	• 顔面や乳房など球面の滲出液の管理には，母乳パッドのように円形で，球面になっているものを使用することで，固定しやすくなる
• 尿取りパッド・ペットシート （ユニ・チャーム）	• 吸水力が高く，滲出液量が多量の創に使用できる • パッドをカットして使用する場合は，親水性ポリマーが溢れないよう，切辺部を粘着テープで囲んで使用する
• 生理用ナプキン （ユニ・チャーム）	• 平坦部分の滲出液の吸収を強化するためにテープ面を谷折りして使用したりする

リンなどの油脂性基剤は滲出液が少量の際に，滲出液が中等量〜多量の創にはマクロゴール軟膏などの水溶性基剤を使用します．

滲出液が多量の場合には，後述するモーズペーストの使用や放射線照射などを行うこともあります．

図3 テープ以外による固定方法

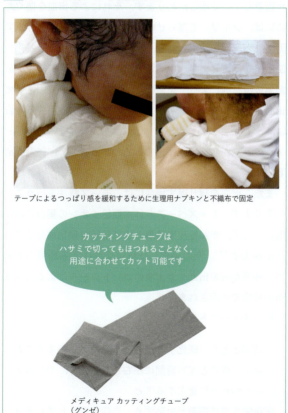

テープによるつっぱり感を緩和するために生理用ナプキンと不織布で固定

カッティングチューブはハサミで切ってもほつれることなく，用途に合わせてカット可能です

メディキュア カッティングチューブ
（グンゼ）

Step 4　出血時の対処方法を共有しておこう

　がん性皮膚潰瘍は,腫瘍が急激に増大することによって,その微細血管は脆弱で易出血です.

　容易に出血する原因の1つに,創が乾燥して創にガーゼが固着している場合があります.それによる出血を防ぐためには,シャワーで湿らせながらガーゼを剥離したり,非固着性ガーゼを使用したり,水溶性(または油脂性)基剤の使用量を見直します.中等量の出血の場合は,アルギン酸創傷被覆材等によって止血したり,電気メスで凝固させて止血したりします.アルギン酸創傷被覆材を使用する場合は,それに含まれるナトリウムによりメトロニダゾール・ゲルの基剤が崩壊し液体化することがあるので,注意が必要です.

　また,出血を繰り返す場合には,モーズ療法を行うこともあります.モーズペーストは,亜鉛イオンの蛋白沈殿作用によって,がん性皮膚潰瘍の壊死組織を硬化させることができます[10].その硬化した腫瘍切除による腫瘍の除去や,腫瘍からの出血や滲出液のコントロールによる苦痛緩和の目的で使用されます.

　モーズペーストは,

①時間とともに硬化するため塗布直前に調製すること
②塗布の厚さと塗布時間に左右されるため,やや厚めにかつ均一に塗布すること
③正常皮膚に製剤が付着すると炎症を起こしてしまう

ため，周囲皮膚を撥水性クリームやフィルムドレッシング材で保護すること

が必要です．

また，頭頸部がんの場合は，がん性皮膚潰瘍からの出血により，窒息や失血の危険性があり，これが患者の生命予後を左右することもあります．そのため，出血が起こったら，どう対処するのかを事前に検討しておくことも必要です．

Step 5 患者の気持ちのつらさにも目を向けよう

がん性皮膚潰瘍は，

① がんが皮膚表面から自壊するため，がん性皮膚潰瘍の部位やサイズなどからがんの進行を目の当たりにする
② 乳房や頭頸部などに発症すると，外観が変化する
③ がん性皮膚潰瘍に付着した細菌の影響による臭いがあり，人の尊厳を傷つける機会になりうる
④ がん性皮膚潰瘍の形状や部位，滲出液量によっては局所の管理に難渋し，外出や人との交流を避ける要因になりうる

などにより，死への不安や恐怖，ボディイメージの変容や喪失感，社会や家族からの孤独感，スピリチュアルペインにつながることがあります．

がん性皮膚潰瘍患者の精神的苦痛およびスピリチュアル
ペインを緩和するためには,以下のことが必要と考えます.

①つらさや悔しさなどの感情を受け止めること
②つらさや悔しさなどの感情の背景にある問題を知る
　こと
③医療者に解決できる苦しみか否かをアセスメントす
　ること
④医療者で実施可能なことを実践すること

　ただし,局所管理が精神的なつらさにつながっている場
合は,一生懸命,患者のつらさを受け止めて患者に寄り添っ
ても,局所の問題が解決しなければ,精神的苦痛やスピリ
チュアルペインの緩和につながりません.先に述べた局所
管理方法を確実に行うことが大切です.

　事例Mさんの場合,先に述べたケアにより,処置の際
にも臭いを感じない程度にコントロールができ,滲出液の
確実な管理により,1日1回の処置で対応できるようにな
りました.それまでは,家族の面会も躊躇するほど臭いに
悩み,外出を控えていましたが,人との交流を避けること
なく生活でき,大部屋での療養生活を経て自宅に退院され
ました.

がん終末期患者のスキンケア

引用・参考文献

1) McDonald A, et al.: Palliative management of pressure ulcers and malignant wounds in patients with advanced illness. J Palliative Med, 9(2): 285-295, 2006.
2) 玉井奈緒ほか：がん患者へのケアとエビデンス──症状マネジメントとケアのエビデンス──皮膚症状──がん性創傷．がん看護，17(2)：232-236，2012.
3) 日本創傷・オストミー・失禁管理学会編：スキンケアガイドブック．p.144, 照林社, 2017.
4) 日本緩和医療学会編：がん疼痛治療の概要．がん疼痛の薬物療法に関するガイドライン2020年版, p.22-33, 金原出版, 2020.
5) Alexander S: Malignant fungating wounds; key symptoms and psychosocial issues. J Wound Care, 18(8): 325-329, 2009.
6) Alexander S: Malignant fungating wounds: managing malodour and exudate. J Wound Care, 18(9): 374-382, 2009.
7) K Watanabe, et al.: Safe and effective deodorization of malodorous fungating tumors using topical metronidazole 0.75 % gel (GK567); a multicenter, open-label, phaseⅢ study (RDT.07.SRE.27013). Support Care Cancer, 24(6): 2583-2590, 2016.
8) 澤田貴裕ほか：胃がん胸膜転移の胸壁進展によるがん性悪臭に対しメトロニダゾールが有効であった1例．Palliative Care Research, 4(2)：339-345, 2009.
9) 細川豊史ほか：がん性皮膚潰瘍臭に対するロゼックス®ゲルの適正使用．マルホ, 2018.
10) 吉野公二：癌性潰瘍に対するマネジメント．皮膚病診療, 42(11)：934-938, 2020.

（祖父江正代，西村桃子）

がん終末期患者のスキンケア❺

瘻孔の
アセスメントとケア

瘻孔周囲に皮膚障害が悪化した事例

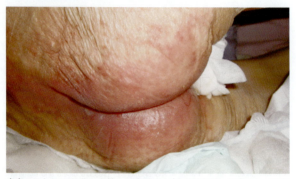

患者：Nさん，80代，女性．子宮頸がん（多発肺転移，肝転移）．40年前に手術療法・放射線療法を施行し，その後，直腸膀胱腟瘻を形成

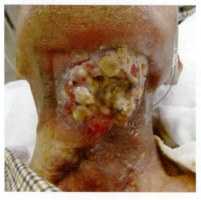

患者：Oさん，70代，男性．中咽頭がん（肺転移，皮膚転移，リンパ節転移）．下咽頭がん，下部食道がんにて放射線療法，手術療法後に中咽頭がんを発病した．中咽頭がんに対しがん薬物療法を施行．がん自壊創に咽頭皮膚瘻を形成

瘻孔周囲皮膚障害の悪化を予防できた事例

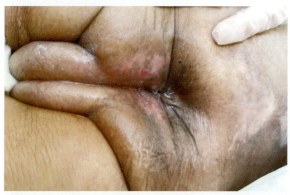

患者：Pさん，70代，女性．悪性リンパ腫．がん薬物療法を施行．直腸腟瘻を形成し，横行結腸ストーマ造設術を施行

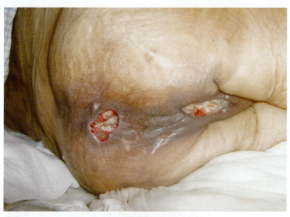

患者：Qさん，60代，男性．直腸がん
手術療法，がん薬物療法を施行．骨盤底再発，会陰部に小腸-腫瘍-皮膚瘻形成あり，回腸双孔式ストーマ造設術を施行

瘻孔とは

がん患者における瘻孔には，①手術後の縫合不全，がん治療の有害事象，栄養不良の状態，がん終末期状態などの病的因子によって形成される病的瘻孔と，②治療目的で意図的に造設される栄養瘻やドレーン創などがあります．

瘻孔は，以下の２つに分類されます．
①外瘻：皮膚と管腔臓器との交通がある
②内瘻：直腸腟瘻や膀胱腟瘻などのように体内で臓器や

●瘻孔の種類

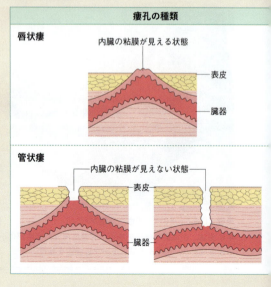

部位同士が交通し，皮膚との交通がない

また瘻孔は，①唇状瘻（皮膚表面に内臓の粘膜が見える）と，②管状瘻（皮膚表面に粘膜が見えない）とに分類されます．ストーマなど自然閉鎖しては困る瘻孔は，唇状瘻となるように造設されます．胃瘻や腎瘻などの管状瘻は，自然閉鎖する可能性もあるため，予防的にカテーテルを留置した状態で管理をする必要があります．

患者は，瘻孔形成により滲出液や尿・便などの排泄物が常に排泄されていることへの精神的不安，痛みや臭い，皮膚障害などさまざまな苦痛を抱えていると予測されます．

内容
• 瘻管が完全に上皮で覆われ皮膚面に内臓の粘膜が見える状態で，自然閉鎖することはない
• 治癒には手術（瘻孔閉鎖術）が必要である
• 例：人工肛門
• 皮膚面に内臓の粘膜が見えない瘻孔
• 創の治癒が進むと自然閉鎖する可能性あり
• 例：胃瘻・気管瘻・腎瘻

悪化事例と悪化予防事例，何が違うの？

1. 排泄物の付着を防ぐケア

瘻孔周囲の皮膚障害を予防するためには，瘻孔から排泄される排液や尿・便などの排泄物の付着を防ぐためのケアが必要です．

Nさんは，直腸膀胱腟瘻による排泄物の付着で会陰部〜臀部にかけて皮膚障害が悪化した事例で，Pさんは，直腸腟瘻を形成しましたが，皮膚障害の悪化を予防できた事例です．

両事例における瘻孔周囲皮膚障害の原因は，腟瘻より持続する排泄物の付着による化学的刺激，排泄物が付着するたびに行う清潔行為による機械的刺激，紙おむつやパッドの使用による高温多湿の環境と排泄物の付着による皮膚の浸軟などが考えられました．では，Pさんの皮膚障害の悪化を予防できた要因は，何だったのでしょうか．

直腸腟瘻，直腸膀胱腟瘻，直腸膀胱瘻を形成した場合，排泄経路変更を目的とした人工肛門造設術や腎瘻造設術などを施行することがあります．Nさんは，医師より症状緩和目的の人工肛門造設術と腎瘻造設術をすすめられましたが，希望をされませんでした．しかし，Pさんはご家族と相談をされ，人工肛門造設術を施行されました．その結果，腟瘻からの排泄物の漏出が軽減され，Pさんの皮膚障害の悪化を予防することができたと考えられます．

2. 患者の体型や動きに合わせたケア用品の選択

瘻孔周囲の皮膚障害を予防するためには，瘻孔からの排液や排泄物の性状・量をアセスメントし，患者の体型や動きに合わせたケア用品の選択が重要となります．

Ｏさんは，中咽頭がんの自壊創に咽頭皮膚瘻を形成した事例で，Ｑさんは，直腸がんの再発により会陰部に小腸-腫瘍-皮膚瘻を形成しましたが，皮膚障害の悪化を予防できた事例です．

両事例における瘻孔周囲皮膚障害の原因は，がん自壊創と皮膚瘻からの多量の滲出液や排液（排泄物）の付着による化学的刺激と皮膚の浸軟，瘻孔周囲皮膚に滲出液や排液（排泄物）が付着するたびに行う清潔行為とガーゼドレッシング交換時の剥離刺激などが考えられました．では，Ｑさんの皮膚障害の悪化を予防できた要因は何だったのでしょうか．

Ｏさんのがん自壊創と咽頭皮膚瘻は気管孔上方に位置しており，しわが生じやすく可動性の高い頸部でもあることから，ドレッシング材や粘着テープの固定は難しく，創傷ケアに時間を要しました．Ｏさんは，病状悪化とともに，痛み，悪臭，創傷ケアに対する不安やストレスが増大しました．一方，Ｑさんは，皮膚瘻形成部位が会陰部でもあったことから，スキンケア，外用薬やケア用品を適切に使用することで，痛みと悪臭の緩和，皮膚障害の悪化を予防することができたと考えられます．

Part
4
がん終末期患者のスキンケア

Step 1	瘻孔周囲の皮膚障害発生リスクを確認しよう

瘻孔周囲の皮膚障害を予防するためには，瘻孔の種類と瘻孔管理に必要な局所の状態を観察し（図1），アセスメントを行いながらケアを行う必要があります．

瘻孔は唇状瘻なのか，管状瘻なのか，自然閉鎖する可能性はあるのかなどを観察します．

次に，瘻孔の交通している臓器はどこなのか，瘻孔からの排液量とpH（皮膚への刺激）などから皮膚障害発生のリスクをアセスメントします（表1）．皮膚は弱酸性（pH4.5〜5.5）であるため，アルカリ性や強い酸性の排液が皮膚に付着すると，皮膚障害発生のリスクは高くなります．

排液量は，500mL/日未満の場合は「Low output」，500mL/日以上の場合を「High output」といいます．瘻孔からの1日の排液量，使用しているドレッシング材の交換頻度などを観察します．1日の排液量が200mLを超える場合，悪臭を伴う排液や頻回な処置による苦痛がある場

図1 瘻孔管理におけるアセスメントの流れ：予防

瘻孔の種類	瘻孔の交通する臓器	排液の特徴
唇状瘻なのか，管状瘻なのか	食道，胃，空腸，回腸，大腸，腟，膀胱など	排液量，臭気，排液の性状（液体，泥状，固形，ガス），排液の色（透明，黄色，緑，茶色など），pH

合は，パウチング法を選択します．High outputの場合は，
陰圧閉鎖療法なども検討していきます．

瘻孔周囲皮膚では，感染や皮膚障害の有無の観察，腹壁
の形状においては，凹凸・しわ・たるみなどはないか確認し
ます．

瘻孔周囲の皮膚障害を予防するためには，現在行ってい
る処置内容を確認しながら，排液が皮膚に接触しないよう
に皮膚を保護するケアを行う必要があります．

表1 消化液の分泌量とpH

分泌部位	1日量（mL）	pH
唾液	1,000 ～ 1,200	6.0 ～ 7.0
胃液	2,000 ～ 3,000	1.0 ～ 3.5
膵液	700 ～ 1,200	8.0 ～ 8.3
胆汁	500 ～ 700	7.8
小腸液	2,000 ～ 3,000	7.8 ～ 8.0

文献1）より引用

瘻孔周囲の皮膚の状態	瘻孔の形状とサイズ
皮膚障害の有無	瘻孔の数，部位，長さと幅，皮膚と開口部の状態，周囲の腹壁の状態

Step 2 予防的スキンケアに必要な物品を準備しよう

瘻孔周囲の皮膚は，皮膚表面の汗や皮脂に加え，創からの滲出液や細菌，排泄物などにより汚染されています．予防的スキンケアは，創感染と皮膚障害発生を予防するうえで重要です．

1. 洗浄剤（図2）

瘻孔周囲の皮膚はタンパク質などで汚染されており，洗浄成分を用いなければ皮膚に残存するため，皮膚の状態をアセスメントしながら洗浄剤を選択します．

皮膚が脆弱な場合は皮膚への刺激を少なくするために弱酸性洗浄剤，皮膚が乾燥している場合は皮膚保護成分配合

図2 予防的スキンケア用品（洗浄剤）

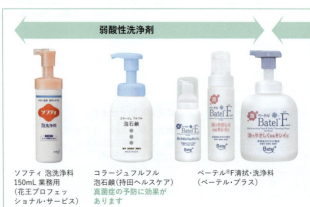

弱酸性洗浄剤

- ソフティ 泡洗浄料 150mL 業務用（花王プロフェッショナル・サービス）
- コラージュフルフル 泡石鹸（持田ヘルスケア） 真菌症の予防に効果があります
- ベーテル®F清拭・洗浄料（ベーテル・プラス）

の洗浄剤，皮膚より真菌が検出された場合は硝酸ミコナゾールを配合した洗浄剤などを選択します．

2. 撥水性スキンケア用品（図3）

洗浄後は，瘻孔からの排液や排泄物などの接触による化学的刺激を回避し，皮膚の浸軟を予防するために撥水性クリームなどを使用します．

皮膚が脆弱で，撥水性クリームを塗布するための機械的刺激で皮膚を損傷する可能性がある場合は，スプレータイプなどを使用します．

ドレッシング材を貼付している場合は，撥水性クリームを塗布することで粘着力が弱まる可能性があります．撥水性クリームは，ドレッシング材貼付部位を避けて塗布するようにします．

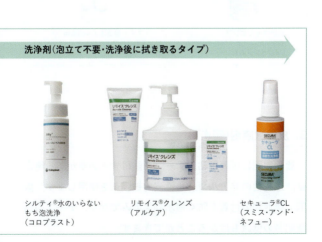

洗浄剤（泡立て不要・洗浄後に拭き取るタイプ）

シルティ®水のいらない
もち泡洗浄
（コロプラスト）

リモイス®クレンズ
（アルケア）

セキューラ®CL
（スミス・アンド・
ネフュー）

図3 予防的スキンケア用品（撥水性スキンケア用品）

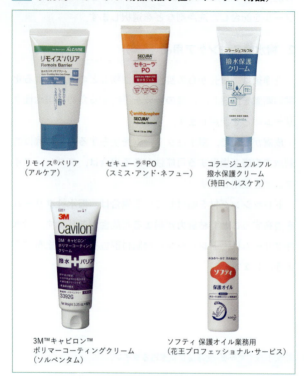

リモイス®バリア
（アルケア）

セキューラ®PO
（スミス・アンド・ネフュー）

コラージュフルフル
撥水保護クリーム
（持田ヘルスケア）

3M™キャビロン™
ポリマーコーティングクリーム
（ソルベンタム）

ソフティ 保護オイル業務用
（花王プロフェッショナル・サービス）

3. 皮膚被膜剤（図4）

瘻孔周囲に医療用粘着テープを貼付する必要がある場合は，速乾性の非アルコール性皮膚被膜剤を使用します．排液や排泄物の付着を防ぐ撥水効果のみでなく，テープの剥離刺激の低減もはかることができます．

図4 予防的スキンケア用品（皮膚被膜剤）

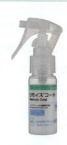

リモイス®コート
（アルケア）

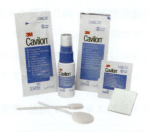

3M™キャビロン™非アルコール性皮膜
（ソルベンタム）

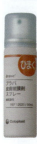

ブラバ®皮膚被膜剤スプレー
（コロプラスト）

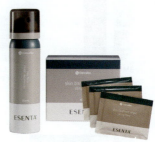

エセンタ™皮膚被膜剤
（コンバテック ジャパン）

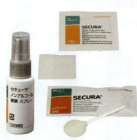

セキューラ®ノンアルコール 被膜
（スミス・アンド・ネフュー）

4. 皮膚剥離剤（図5）

　皮膚剥離剤は，瘻孔周囲の皮膚に貼付した医療用粘着テープの粘着剤，ストーマ装具やドレナージ袋の皮膚保護剤を溶かして剥がしやすくします．脆弱な皮膚には非アルコール性皮膚剥離剤を使用します．

図5 予防的スキンケア用品（皮膚剥離剤）

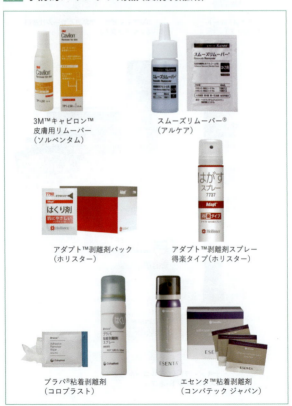

Step 3　予防的スキンケアを開始しよう

　瘻孔周囲の皮膚障害を予防するためには，皮膚の「清潔を保つ」「化学的刺激の除去」「機械的刺激の緩和」「創感染の予防」を行う必要があります．

1. 皮膚の清潔

❶洗浄剤は，皮膚のpHに近い低刺激性・弱酸性の洗浄剤を選択します．

❷泡立てた洗浄剤で汚れを包み込むように，浸軟した皮膚には摩擦を加えないようにやさしく洗浄します．排泄物などで瘻孔部が汚染された場合は，拭き取るだけの洗浄剤（リモイス®クレンズなど）を用いて洗浄します．

❸皮膚に洗浄剤が残らないように，38℃前後の微温湯（水道水）を用いて十分に洗い流します．

❹消毒薬は皮膚表面の殺菌にはなりますが，皮膚の清潔を保つための汚れの除去ではないため，洗浄剤などを用いてやさしく洗浄します．

2. 化学的刺激の除去

　化学的刺激とは，瘻孔から排出される消化酵素を含む排液や排泄物を指します．皮膚のpHは弱酸性であるため，瘻孔周囲皮膚を保護するケアは必要です．

❶撥水性スキンケア用品の使用

　瘻孔からの排液や排泄物の付着を防ぐ目的で，撥水性クリームを瘻孔周囲皮膚に塗布します．皮膚が脆弱で，撥水

性クリームを塗布するための機械的刺激で皮膚を損傷する可能性がある場合は，スプレータイプを使用します．

❷皮膚被膜剤の使用

　ガーゼ管理を行う場合，排液が皮膚に付着する部位に皮膚被膜剤を塗布し，排液の付着を予防します．

3. 機械的刺激の除去

　機械的刺激は，瘻孔周囲皮膚に排液や排泄物が付着するたびに行う清潔行為，医療用粘着テープ，ストーマ装具やドレナージ袋の剥離刺激，チューブやドレーンなどの圧迫や動きによる刺激などを指します．

❶瘻孔周囲の皮膚の洗浄は，やさしく洗浄します．

❷医療用粘着テープを使用する場合，固定用テープによる剥離刺激を回避する目的で皮膚皮膜剤を塗布します．

❸医療用粘着テープ，ストーマ装具やドレナージ袋を剥がす際には，剥離剤を使用します．

4. 創感染の予防

　瘻孔からの排液や排泄物の量，瘻孔周囲の皮膚の状態，全身状態などを観察します．

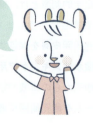

瘻孔周囲の皮膚を保護するため，撥水性スキンケア用品，皮膚被膜剤を使用しましょう

Step 4 瘻孔周囲に発生した皮膚障害の程度を観察しよう

瘻孔周囲に発生した皮膚障害のケアを行うためには，局所の状態（表2）をアセスメントするとともに，患者の皮膚障害部位の痛みや瘻孔形成に伴う精神的苦痛などに配慮したケアを行う必要があります．

瘻孔の交通している臓器，1日の排液量と排液の性状，使用しているドレッシング材，瘻孔部に貼付しているストーマ装具やドレナージ袋の交換頻度などを観察します．

開口部の状態は，熱感，痛み，硬結，排膿などの感染徴候を観察します．

瘻孔周囲に発赤を認めた場合は，皮膚障害が排液や排泄物などの付着による接触性皮膚炎なのか，周囲組織に創感染などをきたしていないか観察します．排液や排泄物などが多い患者の場合，水疱，膿疱，鱗屑など地図状を呈した皮膚障害を認めることがあります．強い痒みを伴う場合は真菌感染の可能性もあるため，医師に報告する必要があります．

瘻孔周囲に水疱・びらんを認めた場合は，医療用粘着テープの使用に伴う皮膚障害の可能性もあるため，貼付方法や剥がし方などを確認していきます．

潰瘍形成がある場合，滲出液の増加とともに創感染を起こす可能性もあるため，医師と連携をはかりながらケアを行う必要があります．

表2 瘻孔管理に必要な局所のアセスメント：ケア前

アセスメント項目	必要な情報
瘻孔の種類	• 唇状瘻なのか，管状瘻なのか
瘻孔の交通臓器	• 口腔内，食道，胃，空腸，回腸，大腸，腟，膀胱，尿道など
排液の特徴	• 排液量 • 臭気の有無，性状（液体，泥状，固形，ガス） • 色（透明，黄色，緑，茶色など） • 酵素活性，pH
瘻孔の形状とサイズ	• 瘻孔の数，部位，長さと幅 • 皮膚と開口部の高さ（周囲皮膚より陥凹，周囲皮膚レベル，周囲皮膚より隆起） • 周囲の腹壁の状態（骨突起部，瘢痕，深いしわ，手術創，ドレーン部位，ストーマなどに近接していないか） • 瘻孔周囲の筋肉の緊張（かたい，やわらかい，たるんでいる）
瘻孔周囲皮膚の状態	• 発赤，びらん，潰瘍，浸軟，腫脹，熱感，色素沈着，皮膚障害による痛みなど
瘻孔部の痛み	• 痛みの程度，痛みが生じるとき（処置時，安静時，体動時など）
瘻孔の発生要因	• 既往歴，現病歴，手術歴，過去に受けた治療（がん薬物療法，放射線療法，ステロイド療法） • 低栄養の有無など
日常生活に支障があるか	• 食事制限，外出制限，復職・復学などの社会復帰制限 • 臭気の発生 • 経済的負担，セルフケア可能であるか

Step 5	瘻孔周囲皮膚障害に対する処置を開始しよう

がん患者の病的瘻孔は，低栄養や過去に受けた治療（放射線療法，がん薬物療法，手術療法，ステロイド療法），がんの浸潤・自壊などが要因となり，放射線治療後の照射部位やがんの浸潤部などに発生します．

ここでは，直腸膀胱腟瘻周囲に発生した皮膚障害ケア（Nさん），がん自壊創に発生した咽頭皮膚瘻に対するケア（Oさん）を紹介します．

1. 直腸膀胱腟瘻周囲に発生した皮膚障害ケア（Nさん）

⑴スキンケアの実際

①1日1〜2回，泡立てた弱酸性洗浄剤でやさしく洗浄をしました．

②排泄物の付着による皮膚の浸軟を予防する目的で，撥水性クリーム（リモイス®バリア）を塗布しました．

③発赤・びらんが認められる部位にpH緩衝作用のある粉状皮膚保護剤（プロケアー®パウダー）を散布しました．

●がん患者の瘻孔管理のポイント

❶瘻孔周囲の皮膚障害の予防と治癒促進に向けてのスキンケア
❷痛みのコントロール
❸創処置に伴う苦痛や不安の緩和
❹臭いへの対策
❺脱水や電解質異常，低栄養状態などの予防と改善
❻コストパフォーマンス
などを考慮したケアが必要である

粉状皮膚保護剤は，消化酵素による便のアルカリ性刺激を弱酸性に緩衝することで，皮膚のバリア機能破綻を予防することができると思われました．

④おむつは，通気性があり水様便をろ過して皮膚への排泄物の付着を低減させる効果のある軟便用パッド（アテントSケア軟便安心パッド業務用）を使用しました．

⑤汚染時は，拭き取るだけで皮膚の清浄と保湿効果をあわせもつクリーム状の皮膚清浄剤（リモイス®クレンズ）を用いて洗浄しました．

(2)排泄物の臭いを配慮したスキンケア

下痢・便失禁を伴う患者のスキンケアを行う場合，排泄物の臭いを配慮したケアは重要です．

患者は，瘻孔より尿や便が排泄されることに対する精神

●**排泄物の性状・量をアセスメントした排泄ケア用品の選択**

下痢・便失禁を伴う瘻孔患者に使用する排泄ケア用品

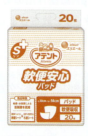
アテントSケア
軟便安心パッド業務用
（大王製紙）

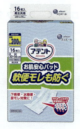
アテントお肌安心パッド
軟便モレも防ぐ市販用
（大王製紙）

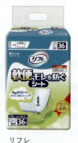
リフレ
軟便モレを防ぐシート
（リブドゥコーポレーション）

的苦痛, 排泄物の臭いに伴う羞恥心と周囲からの孤立など, 問題があると思われました.

臭いに対するスキンケアとして,

①スキンケアの時間は, 食事時間や面会時間などを避けました.

②排泄状況を観察しながら, こまめにスキンケアと衣服や下着などの交換を行いました.

③排泄物が付着したパッドやおむつは, ビニール袋に入れて速やかに処理しました.

④スキンケア後は, 窓やドアを開放し換気をしました.

(3) 痛みと患者の思いを配慮したスキンケア

患者は, 病状や予後に対する不安, ボディイメージの変容に伴う精神的苦痛, 他人に清潔行為を委ねなければなら

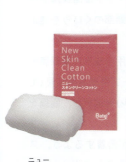

ニュースキンクリーンコットン
(ベーテル・プラス)

おむつ内は, 高温多湿の環境であるため皮膚の浸軟をまねき, 皮膚障害の発生や細菌感染のリスクは高くなります. 便の性状によっては, 便がおむつに吸収されずに皮膚に付着している場面も多く見受けられます.

下痢・便失禁の患者には, 水様便をろ過して皮膚への排泄物の付着を低減させる効果のある軟便用パッド(アテントSケア軟便安心パッド業務用)やシート(リフレ軟便モレを防ぐシート), ポリエステル繊維綿(ニュースキンクリーンコットン)などを使用し, 皮膚障害の発生リスクの軽減に努めることが必要です.

ない羞恥心，清潔行為に伴う痛み，入院期間の延長による孤独感など，さまざまな思いを抱えていると思われました．

①患者・家族と相談し，処置前には鎮痛薬を投与し，スキンケア前後に痛みの観察を行いました．

②頻回に患者の元を訪れ，患者の思いを聴きながらスキンケアの内容とケアの頻度を変更しました．

スキンケアを通して患者の思いを表出させることができ，皮膚障害は悪化することなく経過することができました．

2. がん自壊創に発生した咽頭皮膚瘻に対するケア（Oさん）

気管孔への流入を防ぐパウチングを行います．

①「パウチング」を行うために，患者のがん自壊創周囲の頸部の形状を確認した後，がん自壊創と周囲の皮膚を弱酸性洗浄剤と十分な量の微温湯を用いて洗浄しました．

②「パウチング」を施行するがん自壊創周囲に平面が得られるよう，板状皮膚保護剤（フレックステンド皮膚保護シート，GXトラシール）を重ね合わせて頸部のくぼみを補正しました（図6-❶）．

③しわが生じやすい頸部であるため，用手成形皮膚保護剤（アダプト™皮膚保護シール）とテープ付単品系装具（モデルマフレックスFTロックンロール）を選択し，腫瘍を含む頸部全面に貼付しました．

④可動性の高い頸部にストーマ装具が密着するよう，ストーマ装具のテープ部分に切り込みを入れてポリウレタンフィルムドレッシング材で補強しました（図6-❷）．

⑤パウチングした腫瘍部位が見えないように，エプロン

図6 気管孔への流入を防ぐパウチング

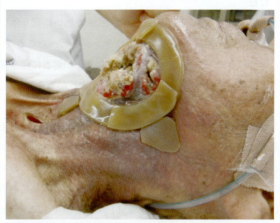
❶がん自壊創周囲に板状皮膚保護剤を貼付

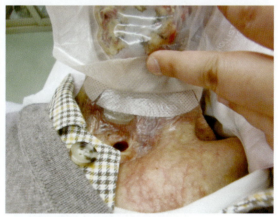
❷がん自壊部にストーマ装具を貼付

ガーゼと紙おむつ(リフレ便利なミニシート)で被覆しました.
⑥医師,病棟看護師とともに患者・家族の思いに寄り添い悩み考え,相談をしながらパウチングを行ったことで,水分のみですが経口摂取が可能となり,創処置に伴う痛みと臭い,精神的ストレスを緩和することができました.

◆

がん患者の瘻孔管理を行う場合,患者・家族にとって苦痛がないようにQOLの向上がはかられるように,感染予防と皮膚障害の発生や悪化を予防することが重要です.日々の皮膚の観察と適切なタイミングでスキンケア用品を選択し,患者・家族の思いや希望を尊重しながら瘻孔ケアを行っていくことが望まれます.

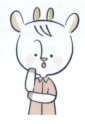

がん患者の病的瘻孔は,低栄養や過去に受けた治療,がんの浸潤・自壊などが要因となり,放射線治療後の照射部位やがんの浸潤部などに発生します

Part 4 がん終末期患者のスキンケア

引用・参考文献

1) 塚田邦夫：体液管理の進め方. 瘻孔・ドレーンのケアガイダンス. 創傷ケア基準シリーズ2, p.81, 日本看護協会出版会, 2002.

2) 淺野博：瘻孔の基礎知識. WOC Nursing, 7(10)：7-11, 2019.

3) 日本看護協会認定看護師制度委員会 創傷ケア基準検討会編著：瘻孔・ドレーンのケアガイダンス. 創傷ケア基準シリーズ2. 日本看護協会出版会, 2002.

4) 松原康美：瘻孔管理の基本とケアの実際. 月刊ナーシング, 36(10)：109-111, 2016.

5) 内藤亜由美：瘻孔周囲のスキントラブル. スキントラブルケアパーフェクトガイド（内藤亜由美, 安部正敏編著）, p.288-293, 学研メディカル秀潤社, 2019.

6) 杉本はるみ：瘻孔のアセスメントとケア, がん患者の皮膚障害（祖父江正代編）, p.109-116, サイオ出版, 2015.

（杉本はるみ）

がん終末期患者のスキンケア❻

浮腫とリンパ漏の アセスメントとケア

浮腫が発生した事例

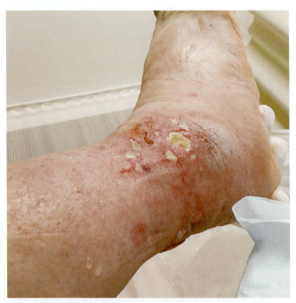

患者：Rさん，70代，男性．食道がん肝転移．
進行食道がんに対するがん薬物療法中に心不全を併発．肝転移の増悪と，心不全により両下腿の浮腫が出現した．

健康な人は，血管内タンパク濃度が高く血管外のタンパク濃度が低いため，浸透圧の差が生じ，水分（細胞外液）は血管内に引き付けられ，浮腫は発生しません

がんによりリンパ流が障害されることで，細胞外にリンパ液が貯留してリンパ浮腫が生じます

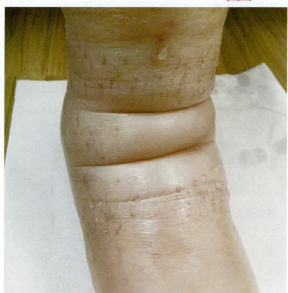

患者：Sさん，60代，男性．肺がん（ステージ4）．
分子標的治療薬服薬中に薬剤性肺炎を併発．ADL低下，低栄養と廃用性浮腫，電解質異常により両下肢の浮腫が発生した．

浮腫とは

1. 定義

浮腫は，大きく「リンパ浮腫」と「静脈性浮腫」の2種類に分けられます．

①**リンパ浮腫**：がんの治療部位に近い腕や脚などの皮膚の下（組織間隙）に，リンパ管内に回収されなかった，リンパ液（アルブミンなどのタンパクを高濃度に含んだ体液）がたまってむくんだ状態です[1]．

②**静脈性浮腫**：静脈の還流障害や透過性亢進により，リンパ管系で処理すべき組織液が組織間隙にたまってむくんだ状態です．

2. 病態生理

リンパ浮腫と静脈性浮腫は，貯留する組織液の内容が異なります．

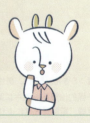

がん終末期患者のリンパ浮腫に対しては，原因をアセスメントし，苦痛や侵襲の少ないケアを検討することが重要です

リンパ漏とは

リンパ液が皮膚表面から漏出したもの．皮膚直下にある毛細リンパ管が内圧に耐えきれなくなり拡張し，過剰な皮膚の張力により水疱状（リンパ小疱）となる．損傷されるとリンパ液が漏れだしたり，外傷によりリンパ管が損傷され，皮膚潰瘍様になる場合がある．いったん発生すると難治性になり，細菌感染の原因となる場合もあるため早期の治療が必要．

がん終末期患者のリンパ浮腫は，「がん」によるリンパ流の障害と，身体機能の低下からくる全身（または局所）の還流障害による細胞外液の貯留が複合的要因となり生じていることが多く，浮腫の原因をアセスメントし，正しく苦痛や侵襲の少ないケア方法を検討することが重要です．

3. がん終末期患者の浮腫による問題点

　がん終末期患者は浮腫を起こすことで，①関節可動域制限，②褥瘡，③リンパ漏，④蜂窩織炎などの感染症などの問題を生じます．

　このような問題が終末期患者に生じると，ADLの低下による身体的苦痛とともに，ボディイメージの変化による精神的苦痛を引き起こしてしまいます．

●浮腫が発生することによる問題点

❶関節可動域制限	・関節周囲の浮腫増強により関節可動域制限が生じ，下肢の場合は転倒の要因となり，上肢であれば衣服の着脱が困難となる ・動きづらくなることで不動となり，さらなる関節可動域制限が生じADLの低下につながる
❷褥瘡	・皮膚の弾力性の低下から皮膚に圧痕がつきやすい ・同一部位の圧痕が続くと褥瘡の要因となる
❸リンパ漏	・皮膚が脆弱になることで，寝具などのわずかな摩擦でも擦過傷を起こすおそれがあり，リンパ漏の要因となる
❹蜂窩織炎などの感染症	・擦過傷などの傷から細菌感染を起こすおそれがあり，蜂窩織炎などの炎症の要因となる

Part
4

がん終末期患者のスキンケア

がん終末期患者の浮腫に対する
ケアのポイント

　がん終末期は，生命予後が半年あるいは半年以内と定義されることが多く[2]，終末期を迎えた人の身体は，身体機能や代謝が低下し，さまざまな要因から浮腫を生じやすい状況にあります．

　そのため，浮腫の病態生理を理解しアセスメントすることが，患者の苦痛を軽減するための個別性のあるケアにつながります．

　また，患者がケアの効果を体感することは，患者の身体的苦痛が緩和されるだけでなく，ケアの提供者にとって次のケアへの前向きな力となります．がん終末期患者が療養生活を送るなかでどのような症状を抱えているかを知り，患者のニーズに沿ったケアを行うことが求められています．

　がん終末期に発生する浮腫は，①低タンパク性浮腫，廃用性浮腫，循環不全などにより局所および全身性に浮腫が生じる，②浮腫は重力のかかる方向に移動する，③臥位であれば体の後面，立位や坐位であれば下腿に発生する，という特徴があります．

　したがって，
①長時間の同一体位を避ける
②下肢挙上
③足趾，足関節，膝関節を他動的に動かす
などのケアを取り入れましょう．

Step 1	浮腫の発生要因を確認しよう	

1. 浮腫の要因

リンパ浮腫の発生要因として,

①外科的手術でがんと所属リンパ節を切除しリンパ流が障害(表1)

②放射線治療によりリンパ管の機能が障害

③腫瘍や転移したリンパ節によるリンパ管の圧迫

があげられます.

患者の既往歴や全身状態, がんの部位や転移箇所などケアに必要な情報を収集し患者の状況を把握します.

一方, 静脈性浮腫にはさまざまな種類があり(表2), それぞれ対処方法が異なります.

下腿浮腫は, 進行がんやがん終末期患者に多くみられる合併症です. 対称性の下腿浮腫はほとんどの場合, 低アルブミン血症による膠質浸透圧の低下, または腫瘍やリンパ節腫大による骨盤内の静脈の圧迫が原因とされます.

表1 手術によりリンパ浮腫が生じる部位

乳がん手術	• 患側の上肢
腹腔内手術 (泌尿器がん, 大腸がん, 婦人科がん)	• 下腹部, 陰部, 両下肢など
皮膚がん手術	• 患側肢
頭頸部がん手術	• 顔面, 頸部, 耳介部

Part 4 がん終末期患者のスキンケア

表2 静脈性浮腫の種類とメカニズム

静脈うっ滞性浮腫	・心不全や腎不全のような状態，腹腔内圧の亢進，末梢静脈不全などによる静脈還流の低下により組織間液が貯留する
組織圧の低下による浮腫	・低栄養や加齢から皮膚のはりが弱まり，組織圧が低下し，組織間液が静脈やリンパ管に移行しにくくなり貯留する
組織膠質浸透圧上昇による浮腫	・リンパ浮腫による皮下組織のタンパク貯留などにより細胞外液の浸透圧が上昇することで毛細血管のなかから外への水分移動が増加し組織間液が貯留する
血液膠質浸透圧の低下による浮腫	・低タンパク血症，悪液質，吸収障害，肝不全，タンパクを多く含む体腔液の穿刺排液の繰り返しなどにより，血管内の浸透圧が低下することで，毛細血管の中から外への水分移動が増加し組織間液が貯留する
毛細血管壁の透過性亢進による浮腫	・炎症やアレルギーにより毛細血管壁の透過性が亢進することで，毛細血管の中から外への水分漏出が増加し組織間液が貯留する

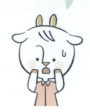

がん終末期患者は，ADLの低下，活動量の低下に伴って，浮腫を発生しやすい状況にあります

2. 終末期に多くみられる浮腫の要因

がん終末期患者は，前述したような状況に，ADL低下に伴う活動量の低下が加わり，浮腫を発生しやすい状況にあります．多くは廃用性浮腫や不動性浮腫とよばれる，歩行が減ることや同一肢位を続けることが多くなることにより発生する浮腫です．

❶廃用性浮腫

ヒトは動くことにより下腿の静脈ポンプが活発にはたらき，静脈血を還流させます．歩行を伴う動作が減ることで，静脈ポンプが活発化されず下腿の還流が低下し，静脈血のうっ滞から浮腫を生じます．また，皮膚のはりが弱まることから皮下組織圧が低下し，細胞外液が静脈やリンパ管に移行しにくくなることも廃用性浮腫に影響しています．

❷不動性浮腫

がん終末期にADLが低下し，ソファーや車椅子に座って日中を過ごすことで，曲がった膝や鼠径部が圧迫され静脈血がうっ滞し，下腿に浮腫を生じます．

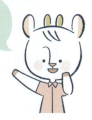

同一肢位を長く保たないこと，下肢を挙上することで，浮腫の重症化を予防しましょう

Step 2	浮腫による合併症を理解し ケアに生かそう

　一般的に浮腫はむくんでいる部分を挙上したり，圧迫することで改善します．浮腫が改善されないまま増悪することで炎症を起こしたり，皮膚の異常を生じます．

　浮腫による合併症として，患肢の炎症と皮膚の合併症があげられ，これらを理解したうえでケアを実施することが大切です．

表3 **患肢の炎症**

	症状
うっ滞性皮膚炎	● 慢性静脈不全や静脈血流のうっ滞を基に，下腿に浮腫性紅斑や湿疹局面を形成する ● 慢性化すると，炎症を呈し，軽微な外傷で容易に潰瘍を形成する
蜂窩織炎	● 真皮深層から皮下組織に生じる急性化膿性炎症

1. 患肢の炎症

うっ滞性皮膚炎と蜂窩織炎の症状，病態，治療を表3に示します．

2. 皮膚の合併症

リンパ小疱とリンパ漏の症状，病態，治療を表4に示します．

病態	治療
• 慢性静脈不全によって皮膚血管内のうっ血が生じ，真皮上層に存在する毛細血管係蹄から出血する • さらに，血液還流不全により角化細胞が障害され，表皮の萎縮や落屑が起こり，潰瘍などを生じやすくなる • 皮膚のバリア機構が崩壊し，外的刺激に対する反応性が高まり，湿疹病変を形成しやすくなる	• 湿疹病変に対しては，ステロイド外用薬，潰瘍を形成した場合は洗浄・創傷被覆材などを用いる • 薬剤による接触性皮膚炎に注意する • 原因である慢性静脈不全に対する治療が不可欠であり，弾性包帯や弾性靴下による圧迫を基本に，安静，下肢挙上，同一肢位の回避に努める
• 経皮的に黄色ブドウ球菌などが侵入し炎症を起こす • 外傷や皮膚潰瘍，毛嚢炎，足白癬などから続発性に生じる • 慢性静脈不全やリンパ浮腫が誘因となる	• 抗菌薬の全身投与を行い，局所の安静を保つ • 炎症期は圧迫が刺激になるため圧迫を避ける

表4 皮膚の合併症

	症状
リンパ小疱	• リンパ浮腫のある部位に生じる浮腫が増悪し，うっ滞したリンパ液が表皮を圧迫し水疱形成する • 破れれるとリンパ漏になる
リンパ漏	• 浮腫による皮下組織の増大により，皮膚の弱い部分から体液が漏れ出る • または浮腫が長く続くことによりできたリンパ小疱が破れ，体液が漏れ出した状態

病態	治療
• 真皮表層のリンパ管拡張による透明な小水疱の集簇であり，外陰部などに生じやすい • 皮膚直下の毛細リンパ管がむくみ，皮膚の表面に盛り上がりを生じ，小さな水疱を形成する	• 患肢を清潔に保ち（洗浄），保湿する • その後弱圧で圧迫する（圧迫には筒状包帯や弾性包帯を用いる）
• 皮膚からのリンパ（浮腫液）の漏出である • 慢性的に浮腫が存在することにより皮膚が障害されたり，リンパ小疱が破れたりすることが原因となって起こる • 易感染状態であり，リンパ漏から蜂窩織炎を併発することがある	• 患肢を清潔に保ち（洗浄）保湿する • 患肢を挙上し排液量が少なくなったところで，弱圧で圧迫する

Memo

Step 3 日常生活動作のレベルに合わせて ケア内容を検討しよう

　患者の全身状態や体調に合わせながら，セルフケア指導やケア方法を介護者と検討します（表5）.

1. 洗浄

　入浴やシャワー浴が不可能な場合は，足浴やベッド上での微温湯を用いた泡洗浄や温タオルで清拭します. 皮膚が脆弱なため，洗浄は愛護的に行い，タオルなどで皮膚を擦らないよう押さえ拭きします.

表5 身体状況に合わせた浮腫のケア

身体状況	ケアの実施者	ケアの内容
● 歩行可能で日常生活機能が比較的良好に保たれている ● 余命は数か月以上期待できる	● セルフケアが可能 ● 状況に応じ医療者や介護者のケアを必要とする	● 洗浄・保湿 ● 下肢挙上 ● 着圧ソックスなどによる圧迫
● 日常生活機能は低下している ● しばしば介助が必要である ● ときに歩行が可能 ● 余命は数か月程度であるが，場合によって年単位のこともある	● 主に医療者や介護者からのケアを必要とする ● 状況に応じセルフケアが可能	● 洗浄・保湿 ● 下肢挙上 ● 着圧ソックスや簡状包帯による圧迫
● 主にベッド上で過ごし，全介助が必要な状況 ● 余命は数日から数週間である	● 医療者や介護者によるケアが必要	● 洗浄・保湿 ● 下肢挙上 ● 弾性包帯や筒状包帯による圧迫

2. 保湿

医師から抗菌薬やステロイド外用薬が処方されている場合には軟膏を使用します．炎症を伴わない場合には，保湿ローションや保湿クリームで皮膚を保湿し，バリア機能を高めます．

3. 圧迫

うっ滞性皮膚炎のケアの例を図1に示します．

浮腫の軽減を目的とした巻き上げを行う際，患肢に水疱がみられることがあります．リンパ小疱と呼ばれる小さな水疱は，その上から筒状包帯や不織布ガーゼなどで皮膚を保護し，弾性包帯による巻き上げを行います．

水疱が破疱したりリンパ漏がある場合，包帯が滲出液で濡れてしまうことがあります．皮膚は湿潤環境が続くことでさらに脆弱化するので，長時間，湿潤環境をつくらないよう，ケアを検討することが大切です．

図1のように，水疱が大きく圧迫することでの破疱のリスクが高い場合や，組織への吸収が難しいと考えられる場合には，注射器などで内用液を穿刺吸引したり，注射針で破疱し，処方された軟膏を塗布したのちガーゼ保護し巻き

Part **4** がん終末期患者のスキンケア

皮膚洗浄のポイント[3]
❶洗浄剤をよく泡立て，泡を手で皮膚に塗り，転がすようにして洗う（タオルやスポンジ，ボディブラシなどは使用しない）
❷洗浄剤はぬるめの微温湯で十分に洗い流す（流れ落ちる程度の圧で）
❸きめ細かいタオルで軽く押さえるように水分を拭き取る（皮膚を擦らない）

保湿剤塗布のポイント[3]
❶保湿剤を軽く皮膚に置いていき，擦りこまないように塗布する
❷クリームよりもローションのほうが水分が多く伸びやすい

365

上げを行います．

　巻き上げを行うときに使用する伸縮包帯や弾性包帯は，伸縮性があるため，巻き上げる際に引っ張りすぎる（伸ば

図1 うっ滞性皮膚炎のケア

患者：50代，女性．
肝臓がん，胆管炎，食道静脈瘤，胃静脈瘤，転倒による腰椎圧迫骨折にてADL低下．両下腿のうっ滞性皮膚炎を発症．

うっ滞性皮膚炎による水疱

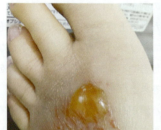

水疱が破疱した部分

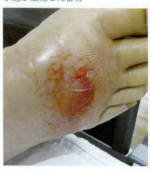

下腿

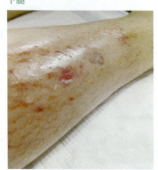

しすぎる)と,その後,時間経過とともに包帯が強く伸縮し,適切な圧で圧迫できなかったり,圧迫による血流障害が起こることもあるので注意しましょう.

Part 4 がん終末期患者のスキンケア

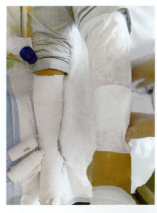

❶洗浄・保湿後,滲出部分に不織布ガーゼをあて,巻き上げる

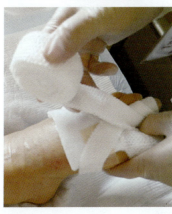

❷足背の水疱部分は軟膏を塗布して不織布ガーゼをあて,巻き上げる.テープ固定は最小限にする

引用・参考文献

1) 国立がん研究センターがん情報サービス：リンパ浮腫について.
   https://ganjoho.jp/public/support/condition/lymphedema/ld01.html（2024年11月閲覧）

2) 日本学術会議 臨床医学委員会終末期医療分科会：終末期医療のあり方について. 2008.
   http://www.scj.go.jp/ja/info/kohyo/pdf/kohyo-20-t51-2.pdf（2024年11月閲覧）

3) がんサポーティブケア学会編：Q&Aで学ぶリンパ浮腫の治療. JASCCがん支持療法ガイドシリーズ, p.78, 92-93, 医歯薬出版, 2019.

4) 日本リンパ浮腫学会編：リンパ浮腫診療ガイドライン. 第3版, p.12, 金原出版. 2018.

5) 廣田彰男：正しいリンパ浮腫の診断・治療. p.189-190, 日本医事新報社, 2017.

6) 長尾和宏ほか：緩和医療・終末期ケア. 中山書店, 2017.

7) Jose L Pereiraほか（丹波嘉一郎ほか監訳）：Pallium Canada 緩和ケアポケットハンドブック. p.1-4, 6, 20-22, メディカル・サイエンス・インターナショナル, 2017.

8) 清水宏：あたらしい皮膚科学. 第3版, p.127-128, 517-518, 中山書店, 2018.

9) 祖父江正代ほか：放射線皮膚炎の予防とケア. がん患者の皮膚障害(祖父江正代編), p.66-72, サイオ出版, 2015.

10) 森貴子：浮腫とリンパ瘻のアセスメントとケア. がん患者の皮膚障害(祖父江正代編), p.66-72, サイオ出版, 2015.

（瀬戸牧子）

Memo

Part 4

がん終末期患者のスキンケア

がん終末期患者のスキンケア❼

MDRPU（医療関連機器褥瘡）の予防とケア

MDRPUが発生した事例

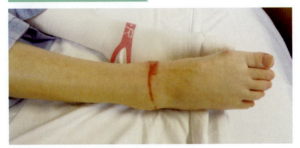

患者：Tさん，70代，女性．大腸がん．
弾性ストッキング着用後にMDRPUが発生した

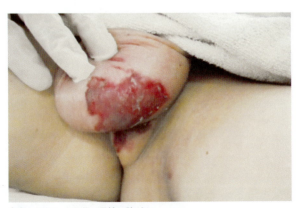

患者：Uさん，80代，男性．肺がん．
尿道カテーテルの圧迫によりMDRPUが発生した

MDRPUを予防できた事例

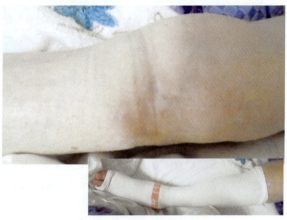

患者：Vさん，70代，女性．S状結腸がん．
弾性ストッキングを着用していたが，MDRPUを予防できた

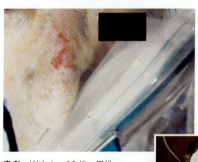

患者：Wさん，60代，男性．
肝臓がん．
酸素マスクを装着していたが，
MDRPUを予防できた

MDRPUとは

　医療や介護の現場では，さまざまな医療機器や用具等が使用されています．こうした機器等は皮膚に接触または密着した状態となることが多く，接触は皮膚にとって外力となります．

　従来，身体(とくに骨突出部)に圧迫やずれが加わることで発生する皮膚損傷を「褥瘡」とよんでいます．2016年に日本褥瘡学会では，医療関連機器圧迫創傷として，「医療関連機器による圧迫で生じる皮膚ないし下床の組織損傷であり広い意味では褥瘡の範疇に属する．なお，尿道，消化管，気道などの粘膜に発生する創傷は含めない」と定義しました[1]．

　MDRPUは，医療機器等の使用自体が発生リスクとなります．皮膚損傷の発生を予防，または重症化を防ぐためには，使用する医療機器等の特性を把握したうえで確実または適切に使用します．皮膚への影響ばかりを気にして医療機器等の目的が果たせなければ，使用自体が患者に害をもたらすことにもなります．医療機器等の特性，とくに構造や使い方を理解し，皮膚損傷の予防につながる工夫をしましょう．

　さらに，使用する患者側の皮膚状態に着目することも大切です．がん終末期患者は，疾患や治療の影響で皮膚が脆弱な状態です．そのことを念頭におき，日ごろから皮膚の生理機能を維持するようなスキンケアを実践しましょう．

MDRPU　medical device-related pressure ulcers, 医療関連機器褥瘡

発生事例と予防事例，
何が違うの？

患者にとって，治療やケアを目的とした医療機器や器具等の使用は避けることができません．こうした機器等によるリスクを考慮して接触時の圧を低減する工夫をし，器具等が触れる皮膚のバリア機能を維持するために基本的なスキンケアを徹底することも重要です．

がん終末期の患者では，皮膚の菲薄，乾燥など多彩な変化があります．そのため，あらかじめ保護することでMDRPUの発生を防いだり，重症化を予防することにつながります．がん終末期の患者は，皮膚の菲薄化，循環不全，浮腫，低栄養など皮膚損傷しやすい状況です．発熱に伴い皮膚が湿潤し，わずかな刺激でも容易に皮膚損傷します．そのため，外力低減やスキンケアを徹底することで，MDRPUの発生予防や軽症での発生にとどめることにつながります．

●MDRPU予防の基本

❶医療機器等を確実または適切に使用
❷圧迫が加わる部分の圧を軽減
❸医療機器等を使用する部位の皮膚の生理機能を保持

●がん終末期に起こりやすいMDRPU

❶酸素マスクや酸素カニューラによる圧迫創傷
❷経鼻経管栄養チューブによる圧迫創傷
❸尿道カテーテルによる圧迫創傷
❹弾性ストッキングによる圧迫創傷
❺おむつ装着による圧迫創傷

Part
4
がん終末期患者のスキンケア

373

Step 1 MDRPU発生のリスクを確認しよう

　MDRPUは，治療や療養生活を快適に過ごすために用いられる医療機器や器具，ケア用品が，長時間皮膚に圧迫を加えることにより発生します．日々のかかわりのなかで，患者に使用(または装着)されている状況を観察します．

　がん終末期の患者では，複数の医療機器や器具等が使用されていることも多く，それぞれが皮膚にどのように接触しているのか，皮膚損傷につながる外力が生じていないか，皮膚変化がないか，といったことを一つひとつ確認しま

図1 MDRPU発生の概念図

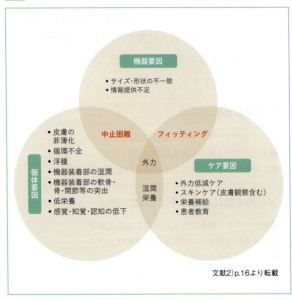

文献2)p.16より転載

しょう.

日本褥瘡学会が発刊した『ベストプラクティス 医療関連機器圧迫創傷の予防と管理』では，創傷の発生について図1のような概念図を紹介し，個体要因，機器要因，ケア要因それぞれについてアセスメントし，該当する項目があればケア介入するように推奨しています.

Step 2 予防的スキンケアに必要な物品を準備しよう

MDRPUを予防するためには，皮膚に加わる外力を最小限にすることです．しかし，治療やケアの目的を達成するためには適切な医療機器等の使用が求められ，そのために皮膚への接触により一定の外力を避けることができない場合が多いです.

使用する機器等を確実に使用（装着）し，かつ皮膚への外力を低減させる工夫が求められます．具体的な例として，医療機器等が皮膚に接触する部分に，後述する緩衝の役割となるようなシート等を用いることがあります.

また，基本的なスキンケアとして医療機器等が接触する皮膚の清潔保持が行われます．酸素マスクや経鼻経管栄養チューブなど顔面に使用されている場合には，「清潔保持」で用いる洗浄剤を洗い流し不要の製品にすることを推奨します（図2）.

ドライスキンや菲薄といった皮膚の脆弱な状態がある場合には，皮膚の生理機能を維持するための保湿や保護の視点も大切です.

図2 拭き取り用の洗浄剤

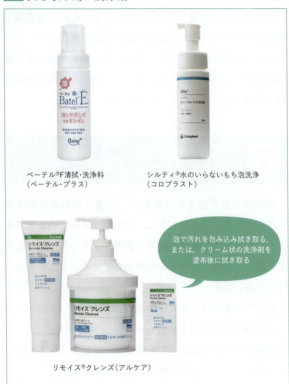

ベーテル®F清拭・洗浄料
（ベーテル・プラス）

シルティ®水のいらないもち泡洗浄
（コロプラスト）

リモイス®クレンズ（アルケア）

泡で汚れを包み込み拭き取る，または，クリーム状の洗浄剤を塗布後に拭き取る

Step 3 予防的スキンケアを開始しよう

圧迫される部位にあらかじめ,シートを用います(図3).シートの素材は軟らかく,医療機器等の圧迫を低減できるものが望ましいです.

酸素マスクであれば顔面の骨が突出した部分,カテーテルやチューブ等ではテープ固定する部分など,より皮膚損傷しやすい部位を特定し,シート等を使用します.

その際には,医療機器等の効果を妨げていないか,確実に使用できているか確認することも大切です.酸素マスク使用中の患者においては呼吸状態の観察,カテーテルやチューブであれば事故/自己抜去の有無など観察します.

図3 圧を低減するシート

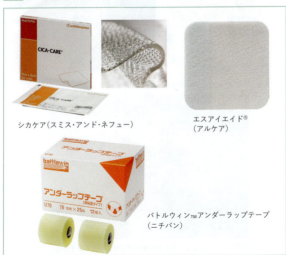

シカケア(スミス・アンド・ネフュー)

エスアイエイド®
(アルケア)

バトルウィン™アンダーラップテープ
(ニチバン)

医療機器と皮膚との間に使用するため，シートには粘着は不要です．このようなシートなどを皮膚ではなく，カテーテル等医療機器自体に使用し，皮膚への圧迫を低減することもあります（図4）．

　カテーテルやチューブ等の固定ではテープを用いて固定することがあり，その場合には1日1回のテープ交換を実施し，交換時に皮膚状態を観察します．また，テープを貼付する位置を変え，同じ部分にテープの粘着および剥離刺激が加わらないようにします．このような工夫はテープによる皮膚障害（スキン-テア）の予防にもつながります．

図4 チューブによる圧迫の低減

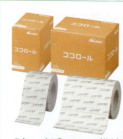

スキニックス®ココロール（共和）

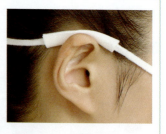

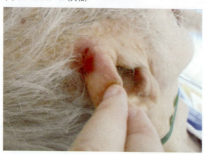

酸素カニューラによる耳介部のMDRPUを防ぐことができる

Step 4 皮膚を観察しよう

　清拭などの清潔ケアを実施する際に，必ず装着部位の皮膚を観察します．

　カテーテルやチューブなどが挿入されている場合には，皮膚に接触する部位を変更します．こうしたケアを通して，皮膚損傷の早期発見にもつながり重症化を防ぐことができます．

　MDRPUは広義の褥瘡であり，発生後の評価は褥瘡と同様，DESIGN-Rを用いて行います．なお，日本褥瘡学会は2020年に改訂DESIGN-R®2020を発表しており，こちらを活用することを推奨します（図5）．

　皮膚の観察は，身体に装着されている機器等を1日3回程度（各勤務時間帯で），取りはずして行います．

　皮膚に色調変化や創傷がないか確認しますが，持続する発赤や圧痕が深い場合には重症化を防ぐために対策が必要となります．使用している機器が本当に必要なのか，圧を低減できているのか，など医師とともに話し合いましょう．

Part
4
がん終末期患者のスキンケア

Memo

図5 DESIGN-R®2020 褥瘡経過評価用

カルテ番号(   )   患者氏名(   )

Depth[*1] **深さ**   創内の一番深い部分で評価し，改善に伴い創底が浅くなった場合，

d	0	皮膚損傷・発赤なし
	1	持続する発赤
	2	真皮までの損傷

Exudate 滲出液

e	0	なし
	1	少量：毎日のドレッシング交換を要しない
	3	中等量：1日1回のドレッシング交換を要する

Size 大きさ   皮膚損傷範囲を測定：［長径(cm)×短径[*3](cm)］[*4]

s	0	皮膚損傷なし
	3	4 未満
	6	4 以上　16 未満
	8	16 以上　36 未満
	9	36 以上　64 未満
	12	64 以上　100 未満

Inflammation/Infection 炎症/感染

i	0	局所の炎症徴候なし
	1	局所の炎症徴候あり(創周囲の発赤，腫脹，熱感，疼痛)

Granulation 肉芽組織

g	0	創が治癒した場合，創の浅い場合，深部損傷褥瘡(DTI)疑いの場合
	1	良性肉芽が創面の90%以上を占める
	3	良性肉芽が創面の50%以上90%未満を占める

Necrotic tissue 壊死組織   混在している場合は全体的に多い病態をもって評価する

n	0	壊死組織なし

Pocket ポケット   毎回同じ体位で，ポケット全周(潰瘍面も含め)［長径(cm)×短径

p	0	ポケットなし

部位［仙骨部，坐骨部，大転子部，踵骨部，その他(   )］
*1 深さ(Depth: d/D)の点数は合計には加えない
*2 深部損傷褥瘡(DTI)疑いは，視診・触診，補助データ(発生経緯，血液検査，画像診断等)から判断する
*3 "短径"とは"長径と直交する最大径"である
*4 持続する発赤の場合も皮膚損傷に準じて評価する
*5 「3C」あるいは「3」のいずれかを記載する．いずれの場合も点数は3点とする

			月日	/	/
		これと相応の深さとして評価する			
D	3	皮下組織までの損傷			
	4	皮下組織を超える損傷			
	5	関節腔，体腔に至る損傷			
	DTI	深部損傷褥瘡（DTI）疑い*²			
	U	壊死組織で覆われ深さの判定が不能			
E	6	多量：1日2回以上のドレッシング交換を要する			
S	15	100以上			
I	3C*⁵	臨界的定着疑い（創面にぬめりがあり，滲出液が多い．肉芽があれば，浮腫性で脆弱など）			
	3*⁵	局所の明らかな感染徴候あり（炎症徴候，膿，悪臭など）			
	9	全身的影響あり（発熱など）			
G	4	良性肉芽が，創面の10％以上50％未満を占める			
	5	良性肉芽が，創面の10％未満を占める			
	6	良性肉芽が全く形成されていない			
N	3	柔らかい壊死組織あり			
	6	硬く厚い密着した壊死組織あり			
		*³（cm）] から潰瘍の大きさを差し引いたもの			
P	6	4未満			
	9	4以上16未満			
	12	16以上36未満			
	24	36以上			
			合計*¹		

©日本褥瘡学会
http://www.jspu.org/jpn/member/pdf/design-r2020.pdf

Step 5 MDRPUに対するケアを実施しよう

　褥瘡ケアに準じて創傷被覆材や薬剤を用いて治癒環境を整えます．顔面など凹凸している部位に薬剤を選択すると体温で薬剤が溶解したり，体動により他の部位に入り込むこともあるため，使用量やガーゼ等の固定方法を工夫します（表1）．筆者は創傷被覆材や吸収パッド等の衛生材料を使用することが多いです．

　MDRPUが発生すると，患者の全身状態から難治性となることもあります．ケアの目標は「患者の苦痛を軽減すること」であり，発生した創のみに注目せず，患者を全人的にとらえたかかわりとします．

表1 主なMDRPUへの対処

弾性ストッキング	・正しい着用方法，保湿 ・発生後は薄い創傷被覆材（またはフィルムドレッシング）を貼付
マスク	・正しい装着方法，圧迫部位に緩衝素材を使用（接触面積を広げる，直接刺激を避ける） ・発生後は創傷被覆材，耳介部の創傷にはアルギン酸塩を選択
カテーテル	・テープ固定ではΩ貼り，カテーテルにある一定のたるみ ・会陰部は粘膜に近接しており創傷被覆材を貼付することは難しいため，ストーマケアに用いる粉状皮膚保護剤を皮膚損傷部分に散布

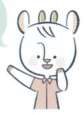

創傷のみに注目せず, 患者を全人的にとらえ, 「患者の苦痛を軽減すること」を目標にしましょう

引用・参考文献
1) 日本褥瘡学会編:ベストプラクティス 医療関連機器圧迫創傷(MDRPU)の予防と管理. p.6, 照林社, 2016.
2) 前掲1) p.16-18.
3) 日本褥瘡学会編:DESIGN-R®2020の主な変更点. 改訂DESIGN-R®2020コンセンサスドキュメント, p.5, 照林社, 2020.

(高木良重)

Memo

Memo

索引

数字・欧文

3D-CRT	215, 217, 220, 223, 230
3DS	242
ASA PS分類	19
BMI	12, 19, 28, 30, 33, 36, 46, 50, 63, 78, 79
CMC	263, 264
Cアーム	84, 88
DESIGN-R®2020	40, 42, 54, 379, 380
DTI	13, 31, 42, 380
DVT	46
EGFR	120, 122, 138, 171, 258
EGFR阻害薬	122, 126, 138, 140, 144, 171, 183
EPUAP	13
Finger Tip Unit	109, 110
GVHD	148, 150
GVL	150
High output	334
HSCT	150
IAD	81, 292, 294, 306
IAD-set（IAD重症度評価スケール）	303, 304
IAPI	13
IAPU	13
IMRT	215, 219, 220, 230
KTU	15, 275, 289
Low output	334
MAGIC	151
MARSI	81
MDRPU	16, 21, 46, 49, 82, 98, 370, 372, 374, 382
microclimate	16, 25
NMF	258
NPUAP	13, 31, 48, 55
NPWT	61, 73, 75
NSAIDs	116, 244
NST	40

NYHA分類重症度	19
OHスケール	24, 277
PMTC	240, 242
PTC	240, 242
skin failure	275, 288
SSI	14, 59, 60, 63, 66, 73, 76
STAR分類システム	79, 254, 269
S状結腸がん	292, 371
VMAT	215, 218, 220, 223, 230
WBP	66
wound bed preparation	66
wound hygiene	66

あ

アームカバー	84, 90, 265
悪液質	275, 356
悪臭	43, 308, 333, 334, 381
悪性黒色腫	22
圧切替型マットレス	34
圧迫止血	94
圧迫ずれ	298
圧迫創傷	47
アポトーシス	192
胃がん	22
意識レベル	36, 38, 53, 277
移乗ボード	28
移植片対宿主病	148, 150

痛みのコントロール(管理)
　　　34, 36, 40, 68, 210, 237, 312, 314, 316, 345

医療関連感染	60

医療関連機器褥瘡
　　　16, 21, 46, 49, 82, 98, 370, 372, 374, 382

医療用粘着テープ	209, 338, 340, 342
医療用麻薬	237
医療用リストバンド	80, 83, 88, 90, 97

陰圧式固定具……………………………………… 16, 21
陰圧閉鎖療法……………………………………… 67, 335
咽頭がん……………………… 22, 190, 197, 328, 333
咽頭皮膚瘻………………………328, 333, 345, 348
陰部洗浄…………………………………………… 295, 299
齲歯………………………………………………… 238
うっ滞性皮膚炎………………………… 360, 365, 366
ウレタンフォームクッション…………………………… 93
ウレタンフォームマットレス…………………… 34, 40, 278
エアマットレス………………… 14, 34, 40, 279, 384
栄養管理……………………………… 40, 210, 262
栄養サポートチーム…………………………… 40, 210
栄養補助剤………………………………………… 40
栄養瘻…………………………………………… 330
会陰創……………………………………………59, 74
会陰部
　…… 59, 74, 197, 294, 296, 298, 302, 329, 332, 382
エモリエント効果………………………………… 200
黄疸……………………………………………… 150
オーラルマネジメント……… 235, 237, 238, 240, 242, 248
悪心・嘔吐 ………………………………… 171, 237
オピオイド……………………………… 237, 244, 277
おむつ交換…………………………165, 295, 300, 302
温水洗浄便座……………………………………… 161
温風式加温装置……………………………………18, 28

か

ガーゼ交換………………………………………… 308
界面活性剤……………………………………… 263, 264
外用薬………41, 55, 67, 70, 72, 76, 124, 133, 320, 333
化学放射線療法………………………………… 190, 196
下肢挙上…………………………… 356, 361, 364
下腿浮腫……………………………………… 357
カダベリン………………………………………… 318
化膿性肉芽……………………………………… 145

カリフラワー様	310
肝がん	22
カンジダ症	164, 304
管状瘻	330, 334, 344
がん性イレウス	266
がん性皮膚潰瘍	308, 310, 312, 314, 316, 318, 321, 324, 326
関節拘縮	33, 265, 268
感染徴候	43, 153, 164, 271, 343, 381
含嗽	242, 244, 246
気管チューブ	21, 83, 97
基底細胞がん	22
揮発性短鎖脂肪酸	318
偽膜	236, 243
吸収パッド	321, 322, 382
急性期褥瘡	13, 41, 44
強度変調放射線治療	215, 218, 224
局所陰圧閉鎖療法	67
虚血	17, 18, 311
筋力低下	275
クーリング	108, 165
鶏眼	129
経表皮水分蒸散量	297
下血	223, 285, 298
下剤	294
結節	310
結腸がん	121, 292, 371
ケネディ潰瘍	15, 275
嫌気性菌	313, 318
ゲル状マット	16
硬化性苔癬	155
交換圧切替型エアマットレス	278
高機能エアマットレス	34, 40
抗菌性創傷被覆・保護材	67
口腔がん	22, 234, 240
口腔乾燥	235, 238, 244

口腔機能管理································· 235
口腔粘膜炎······ 232, 234, 236, 238, 241, 242, 244, 248
硬結······························· 13, 69, 194, 310, 343
甲状腺がん······························· 22, 78
紅色丘疹······························· 122, 127
抗真菌薬洗浄剤····························· 161
喉頭がん······························· 22, 197
抗白血病効果····························· 150
紅斑··········· 106, 127, 138, 155, 163, 164, 168, 171,
　　　　　　　 174, 178, 181, 183, 204, 206, 212,
　　　　　　　 216, 222, 225, 236, 304, 360
　──性皮疹····························· 127
紅皮症································· 152
肛門周囲皮膚炎··························· 298
肛門痛································· 223
誤嚥性肺炎······························ 234
呼吸困難··········· 275, 277, 282, 284, 285, 288
個体要因のリスクアセスメント··············· 86, 260
骨髄抑制························· 108, 111, 112
骨転移····················· 97, 196, 282, 316
骨突出··········· 19, 24, 31, 33, 275, 276, 372
固定照射······················· 190, 196, 198
コラーゲン合成能·························· 311

さ

細胞外マトリックス······················· 311
殺細胞性抗悪性腫瘍薬··············104, 124, 170, 258
自壊創·················· 311, 328, 333, 345, 348
色素沈着
　········ 106, 155, 168, 170, 172, 178, 182, 194, 344
子宮頸がん····························· 22, 328
子宮体がん······························· 22
自己免疫疾患···························· 239
歯周病································· 238
脂腺細胞····························· 123, 138

持続痛	316
失禁関連皮膚炎	81, 165, 285, 286, 292, 294, 297
湿潤環境	41, 108, 205, 365
紫斑	41, 88, 256, 260, 267, 270, 288
灼熱感	127, 155, 163, 164
シャワー浴	109, 114, 299, 364
周術期合併症	14
羞恥心	347, 348
終末期潰瘍	288
宿便	295
手術室褥瘡	13, 14, 16, 20, 24, 29
手術創	73, 98, 344
手術部位感染	14, 60
手掌・足底発赤知覚不全症候群	104, 106
腫脹	42, 64, 104, 116, 138, 144, 204, 344, 380
出血性膀胱炎	223
術後疼痛	36
腫瘤	310
除圧	53, 93, 97, 279
消化管潰瘍	223
消化管狭窄	223
上顎歯肉がん	232
硝酸銀	145
硝酸ミコナゾール	337
消毒薬	341
上皮成長因子受容体	122, 138, 171, 258
静脈性浮腫	354, 357, 358
褥瘡ハイリスク患者ケア加算	24, 26
褥瘡発生4項目	18
褥瘡発生要因	16, 19, 21, 26, 28, 33
食道がん	22, 328, 352
自力体位変換	36
腎がん	22
真菌感染	263, 299, 343
人工肛門造設術	332
浸潤	157, 295, 311, 345, 350

尋常性ざ瘡	127
寝床内環境	17
唇状瘻	330, 334, 344
心電図モニター	48, 50
深部静脈血栓症	46
深部損傷褥瘡	13, 42, 46, 380
シンプルケア	262
腎瘻造設術	332
膵がん	22, 127
睡眠薬	277
水溶性基剤	314, 317, 320, 323
水様便	285, 294, 297, 299, 303, 305, 346
スクエアカット	143
ストーマ装具	63, 170, 174, 219, 221, 307, 340, 342, 348
ストーマ造設術	30, 63, 329
スネーククッション	284
スパイラルテーピング	137, 145, 146
スピリチュアルペイン	325, 326
スペーサー	238, 241, 242
スモールチェンジ	279, 284
水溶性食物繊維	306
スライディンググローブ	89, 92, 97
スライディングシート	93
スライディングボード	93
ずれ力	15, 17, 26, 28, 275
静止型マットレス	34
精神的苦痛	326, 343, 346, 355
生理食塩水	67, 117, 165, 244, 269, 318
脊髄腫瘍	22
切開創SSI	60
舌がん	22, 190, 197
接触性皮膚炎	170, 343, 361
舌苔	238
背抜き	279, 284
仙骨部	24, 27, 28, 30, 32, 294, 380

全身倦怠感…………………… 237, 275, 279, 284, 288
せん断………………………………… 31, 48, 51
前立腺がん…………………………………… 22, 79
爪囲炎………… 126, 136, 138, 140, 142, 144, 146
創感染…………………………… 336, 341, 342
臓器/体腔SSI……………………………………… 60
造血幹細胞移植………………… 150, 153, 236
創傷衛生………………………………………… 66
創傷被覆材………51, 94, 270, 288, 306, 324, 361, 382
掻破痕……………………………………………… 159
創面環境調整………………………………………… 66
創面保護用基剤………………………………… 313
瘙痒感……………… 140, 155, 159, 164, 258
鼠径部…………………………… 294, 305, 359
阻血性障害……………………………………… 32, 47

た

ターンオーバー………………… 156, 170, 193, 257, 258
体圧分散…………14, 16, 21, 33, 34, 163, 277, 286
　　──マットレス……………… 16, 26, 278, 280, 284
体位固定…………………………… 16, 21, 82, 96
　　──具……………………… 16, 82, 91, 98, 219
体位変換…………14, 21, 23, 33, 36, 38, 83, 88, 90, 93,
　　　　　　　　97, 98, 255, 275, 276, 278, 282, 284
　　──補助具………………………………………… 93
体幹固定具………………………………………… 16
対極板…………………………………… 28, 94, 97
体重…………………………… 19, 38, 90, 165
多形成皮膚萎縮症………………………………… 155
多層性シリコンフォームドレッシング………… 25, 26, 89, 92
弾性ストッキング………… 46, 48, 50, 55, 370, 373, 382
チアノーゼ…………………………… 253, 289
知覚認知力………………………………… 36, 53
腟瘻………………………………………… 332
着圧ソックス………………………………… 364

腸粘膜障害‥‥‥‥‥‥‥‥‥‥‥‥‥‥‥‥‥‥‥ 181
直腸がん
‥‥‥‥22, 30, 59, 127, 169, 214, 224, 292, 329, 333
直腸機能障害‥‥‥‥‥‥‥‥‥‥‥‥‥‥‥‥‥ 223
直腸狭窄‥‥‥‥‥‥‥‥‥‥‥‥‥‥‥‥‥‥‥ 295
直腸腟瘻‥‥‥‥‥‥‥‥‥‥298, 329, 330, 332
直腸膀胱腟瘻‥‥‥‥‥‥‥‥‥ 328, 332, 345
直腸膀胱瘻‥‥‥‥‥‥‥‥‥‥‥‥‥‥‥ 332
筒状包帯‥‥‥‥‥‥‥‥‥265, 266, 363, 364
低アルブミン血症‥‥‥‥‥‥‥ 111, 113, 357
低アルブミン値‥‥‥‥‥‥‥‥‥‥‥‥‥‥‥ 19
低栄養（状態）‥‥‥‥ 33, 36, 50, 235, 239, 256, 257,
　　　　　　　　　260, 298, 344, 353, 358, 373
低体温‥‥‥‥‥‥‥‥‥‥‥‥‥‥‥‥‥‥‥‥ 18
低タンパク血症‥‥‥‥‥‥‥‥‥ 257, 258, 358
低タンパク性浮腫‥‥‥‥‥‥‥‥‥‥‥‥ 356
テーピング‥‥‥‥‥‥‥‥‥‥ 139, 145, 146
テープかぶれ‥‥‥‥‥‥‥‥‥ 76, 193, 214
テープテア‥‥‥‥‥‥‥‥‥‥‥ 21, 81, 83
デブリードマン‥‥‥‥‥‥ 66, 68, 70, 316, 318
電解質異常‥‥‥‥‥‥‥‥‥‥ 258, 345, 353
転倒‥‥‥‥‥‥‥‥‥161, 256, 355, 366
天然保湿因子‥‥‥‥‥‥‥‥‥‥‥‥‥‥ 258
頭頸部がん‥‥‥‥‥ 127, 197, 203, 210, 236, 325, 357
凍結療法‥‥‥‥‥‥‥‥‥‥‥‥‥‥‥‥‥ 145
動注化学放射線療法‥‥‥‥‥‥ 232, 234, 236, 240, 242
糖尿病‥‥‥‥‥‥‥‥‥ 19, 63, 239, 298
頭部用体位固定具‥‥‥‥‥‥‥‥‥‥‥‥‥ 16
動脈ライン‥‥‥‥‥‥‥‥‥‥‥ 21, 83, 97
特殊体位‥‥‥‥‥‥‥‥ 16, 18, 23, 24, 88
突出痛‥‥‥‥‥‥‥‥‥‥‥ 282, 313, 316
トモセラピー‥‥‥‥‥‥‥‥‥‥‥ 190, 199
ドライスキン‥‥‥‥‥ 50, 53, 257, 258, 298, 375
ドレープ‥‥‥‥‥‥ 21, 28, 81, 82, 84, 94, 97
ドレーン痕‥‥‥‥‥‥‥‥‥‥‥‥‥‥‥‥ 48
ドレーン創‥‥‥‥‥‥‥‥‥‥‥‥‥‥‥ 330

ドレナージ袋·································· 340, 342

な

軟便用パッド···································· 346
日常生活自立度······························ 33, 277
二品系装具····························· 169, 177, 182
乳がん··············· 12, 22, 27, 127, 197, 203, 308, 357
尿素含有クリーム································ 141
認知機能······························ 83, 88, 260, 267
ネイルサロン····································· 162
熱感··················· 42, 64, 194, 204, 343, 344, 380
ネットパンツ····································· 163
練状皮膚保護剤·································· 227
粘着性ドレッシング材···························· 288
脳腫瘍·· 22
膿疱····························· 122, 127, 128, 343

は

バイオフィルム··································· 66, 70
肺がん··············· 22, 46, 48, 120, 127, 252, 353, 370
敗血症······························· 113, 235, 237
排膿··· 343
ハイブリッド型マットレス·························· 278
廃用性浮腫····························· 353, 356, 359
パウチング法···································· 335
白癬······································ 129, 361
剥離剤················· 28, 41, 45, 89, 94, 97, 160,
                      176, 224, 226, 271, 340, 342
剥離刺激·················· 25, 92, 160, 165, 174,
                      209, 224, 228, 333, 338, 342, 378
発汗················· 12, 17, 18, 25, 111, 129, 157
撥水性クリーム········· 165, 286, 321, 325, 337, 341, 345
撥水性スキンケア用品························ 337, 338, 341
撥水性皮膚保護剤································ 161

395

バリア機能……………… 51, 117, 142, 156, 170, 174, 193,
　　　　256, 258, 262, 294, 297, 302, 346, 365, 373

パルスオキシメーター………………………………………… 50

晩期皮膚炎……………………………………………………… 193

瘢痕……………………………………………… 88, 261, 344

斑状強皮症……………………………………………………… 155

板状皮膚保護剤………………………………… 165, 307, 348

非アルコール性皮膚剥離剤……………………… 175, 340

非アルコール性皮膚被膜剤……………………………… 338

非固着性吸収ドレッシング……………………… 160, 165

微小環境………………………………………………………… 17

皮疹……………… 53, 127, 150, 155, 159, 164, 178, 258

菲薄化…… 49, 170, 174, 194, 238, 256, 258, 373, 374

皮膚萎縮……………………………………… 155, 157, 223

皮膚潰瘍……………………………………… 223, 354, 361

皮膚乾燥
　　……… 102, 104, 106, 108, 113, 115, 126, 140, 164

皮膚接合用テープ………………………………… 269, 271

皮膚被膜剤……………………… 92, 228, 286, 338, 342

皮膚保護クリーム…………………………………………… 162

皮膚保護剤………………………… 51, 52, 55, 56, 170, 174,
　　　　176, 179, 181, 184, 216, 224, 226, 340

皮膚裂傷……………………………………………………… 254

皮弁……………………… 78, 94, 96, 254, 269, 271

表皮角化細胞………………………………………………… 258

表皮基底細胞……………………………… 123, 138, 193

表皮剥離……………13, 25, 152, 155, 160, 164, 171, 178

びらん…… 41, 53, 102, 106, 117, 149, 164, 194, 206,
　　　　212, 216, 222, 237, 297, 305, 306, 343, 344

貧血……………………………………………………………… 258

ファウラー位………………………………………… 282, 284

フィッティング………………………………… 49, 50, 374

深爪…………………………………………………… 114, 143

ぶくぶくうがい……………………………………………… 246

腹部膨満感…………………………………………………… 275

不織布ガーゼ…………………… 89, 90, 97, 365, 367

不動性浮腫	359
プトレシン	318
部分層損傷	80, 254
部分抜爪	145
不眠	277, 279, 288
ブラッシング	240, 242, 244
フランジ	168, 171, 178
ブレーデンスケール	19, 36, 38, 277
フローズングローブ・ソックス	109
分子標的治療薬	105, 122, 124, 173, 223
粉状皮膚保護剤	165, 306, 345, 346, 382
糞便塞栓	296
ヘパリン類似物質	103, 115, 141, 159, 161
便失禁	33, 295, 296, 346
──管理システム	149, 165
胼胝	66, 129
便秘	296
扁平苔癬	155
蜂窩織炎	355, 360, 363
膀胱萎縮	223
膀胱がん	22, 168, 214
放射線皮膚炎	190, 192, 194, 196, 200, 203, 204, 207, 209, 210, 214, 222, 241
放射線性誘発がん	223
放射線性腸炎	223, 224
ホールフレーム	78, 82, 90, 96, 98
ボクサーパンツ	163
ポケット	31, 42, 69, 70, 74, 76, 380
保護	41, 52, 89, 90, 94, 98, 108, 113, 114, 117, 124, 130, 133, 142, 256, 262, 266, 269, 296, 299, 302, 306, 325, 373
ポジショニング	282, 285
──クッション	32
保湿	87, 103, 108, 109, 113, 117, 124, 130, 132, 142, 153, 159, 165, 175, 176, 203, 265, 365
──クリーム	159, 200, 206, 365

──剤………… 52, 55, 87, 108, 110, 114, 130, 141,
　　　　　145, 159, 176, 184, 203, 247, 265, 365
──ジェル……………………………………… 201, 206
──ローション……… 52, 159, 177, 200, 203, 206, 365
保清…………… 108, 113, 117, 124, 130, 133, 142, 246
発赤…………………12, 28, 31, 41, 42, 53, 64, 69, 76, 81,
　　　　　103, 104, 106, 116, 138, 144, 174, 182, 194,
　　　　　204, 222, 236, 243, 297, 343, 344, 379, 380
ボディイメージ… 37, 136, 138, 144, 152, 325, 347, 355
ポリウレタンフィルムドレッシング………………… 41, 44, 55
ポリエステル繊維綿……………………………………… 347

ま

末梢静脈ライン…………………………………… 21, 27, 83
マニュキュア……………………………………………… 162
麻痺……………………………………………………… 277
味覚障害………………………………………………… 235
ミコナゾール硫酸塩…………………………………… 263
水を入れて油で蓋をする……………………………… 200
ミセル濃度……………………………………………… 264
無鉤鑷子………………………………………………… 94
メトロニダゾール・ゲル …………………313, 319, 320, 324
面板………………… 168, 171, 171, 172, 177, 178, 182,
　　　　　212, 216, 218, 222, 224, 226, 228, 230
免疫・代謝機能 ………………………………………… 256
免疫抑制剤……………………………………… 157, 298
綿包帯……………………………………………………89, 90
モイスチャーライザー………………………………… 200
モーズ軟膏……………………………………………… 313
モーズ療法……………………………………………… 324
モルヒネ………………………………………………… 284

や

薬剤性肺炎……………………………………………… 353

油脂性基剤	317, 321, 323
油性清浄剤	286
用手成形皮膚保護剤	181, 348
用手的除圧	21, 24, 27, 28
抑制帯	38, 83, 88, 90, 97

ら・わ

卵巣がん	22
離開創	58, 60, 62, 67, 74
離被架	84, 88
臨界ミセル濃度	263
鱗屑	66, 88, 104, 260, 267, 343
リンパ小疱	354, 361, 362, 365
リンパ節転移	258, 328
リンパドレナージ	73
リンパ浮腫	354, 357, 358, 361, 362
リンパ漏	352, 354, 361, 362, 365
るいそう	275
レシピエント	152
レスキュー薬	282, 284, 288
レッグカバー	265
レビテーター	17
瘻孔	31, 328, 330, 332, 334, 336, 338, 340, 342, 344, 346, 348, 350
漏出性便失禁	296
ロボット支援下手術	18, 23
ワセリン	94, 115, 141, 165, 200, 206, 313, 314

がん患者のスキントラブル　予防ケアと発生後ケア
ポケットブック

2025 年 2 月 18 日　　初　版　第 1 刷発行

編　　集　祖父江正代
発 行 人　川畑　勝
編 集 人　小林　香織
発 行 所　株式会社Gakken
　　　　　〒 141-8416 東京都品川区西五反田 2-11-8

印刷・製本　TOPPAN 株式会社

この本に関する各種お問い合わせ先
●本の内容については，下記サイトのお問い合わせフォームよりお願いします.
　https://www.corp-gakken.co.jp/contact/
●在庫については　Tel 03-6431-1234（営業）
●不良品（落丁，乱丁）については　Tel 0570-000577
　学研業務センター　〒 354-0045 埼玉県入間郡三芳町上富 279-1
●上記以外のお問い合わせは　Tel 0570-056-710（学研グループ総合案内）

©M. Sobue 2025 Printed in Japan
●ショメイ：ガンカンジャノスキントラブル　ヨボウケアトハッセイゴケア　ポケットブック
本書の無断転載，複製，複写（コピー），翻訳を禁じます.
本書に掲載する著作物の複製権・翻訳権・上映権・譲渡権・公衆送信権（送信可能化権
を含む）は株式会社 Gakken が管理します.
本書を代行業者等の第三者に依頼してスキャンやデジタル化することは，たとえ個人や
家庭内の利用であっても，著作権法上，認められておりません.

JCOPY〈出版者著作権管理機構　委託出版物〉
本書の無断複写は著作権法上での例外を除き禁じられています. 複写される場合は，そ
のつど事前に，出版者著作権管理機構（Tel 03-5244-5088，FAX 03-5244-5089,
e-mail：info@jcopy.or.jp）の許諾を得てください.

本書に記載されている内容は，出版時の最新情報に基づくとともに，臨床例をもとに正確
かつ普遍化すべく，著者，編者，監修者，編集委員ならびに出版社それぞれが最善の努力
をしております. しかし，本書の記載内容によりトラブルや損害，不測の事故等が生じた
場合，著者，編者，監修者，編集委員ならびに出版社は，その責を負いかねます.
また，本書に記載されている医薬品や機器等の使用にあたっては，常に最新の各々の添付
文書（電子添文）や取り扱い説明書を参照のうえ，適応や使用方法等をご確認ください.
　　　　　　　　　　　　　　　　　　　　　　　　　　　　　　　　　株式会社 Gakken

※学研グループの書籍・雑誌についての新刊情報・詳細情報は，下記をご覧ください.
　学研出版サイト　https://hon.gakken.jp/